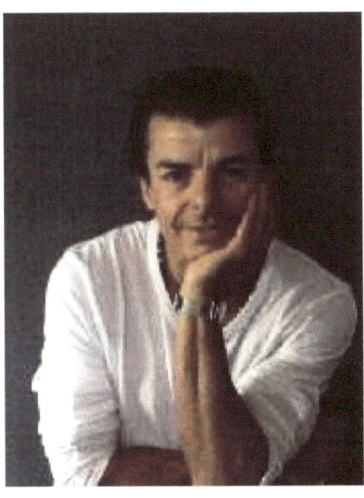

Thomas Vivas Díaz

Lic. Medicina Deportiva. West Coast University

Instructor International Fitness.

Formador. Áreas Fitness

Durante casi toda mi vida, he ido viendo y aprendiendo de cada una de mis facetas profesionales, aprender a ver y conocer mejor lo que hago. Siempre he visto a las personas tener una lucha por querer ser mejor o tener algo que hay veces son solo sueños ¿eso no te ha pasado alguna vez ?querer tanto algo y luchar y luchar y unos poder conseguirlo y otros esperar ese sueño y al cabo de los años, darte cuenta si valió la pena tanto luchar y sufrir. Yo creo que es necesario un equilibrio. Mi libro está dedicado a todas las personas que me han hecho pensar y aprender a ser mejor persona y mejor profesional. Gracias a todos

Agradecimientos:

Este libro está dedicado. A todas las personas que durante mi carrera he podido aportar algo de mi trabajo para ayudarles a entender cómo cuidar mejor su bienestar físico y salud. Agradezco la colaboración de Sabina Marco, en el apartado de ciclo indoor y fitness, gran profesional y amiga. A su marido Xavi por las fotos en el apartado del tenis. A mis compañeros de trabajo Guti y Dani por las fotos de pádel. Profesores del club el candado de Málaga, a mi compañero Alberto Ouzande, en el apartado de Pilates, A todas las personas que me cedieron sus fotos gracias. a Antonio Sánchez. Quien fue la persona que me metió en esto gracias por sus consejos. a mí amigo Alejandro Ponce por las fotos tomadas para este libro. Un agradecimiento a José Miguel Arregui del club el candado por tener el espíritu de lucha y sacrificio, y un ejemplo para muchos, a mis queridos alumnos en general gracias por apoyarme y creer en mí, a mis queridos padres y familia por enseñarme los valores de la vida ,que sin trabajo y sin lucha no hay sueños. Al club el candado de Málaga por apoyarme gracias.Y un sentimiento muy profundo a mis queridas mascotas las que están y las que se han ido. Por ser una parte importante de mi vida. Y las personas que me aguantan Día a Día. Gracias a todos.

Introducción

Durante casi toda mi vida, he ido viendo y aprendiendo de cada una de mis facetas profesionales, aprender a ver y conocer mejor lo que hago. Siempre he visto a las personas tener una lucha por querer ser mejor o tener algo que hay veces son solo sueños ¿eso no te ha pasado alguna vez ?querer tanto algo y luchar y luchar y unos poder conseguirlo y otros esperar ese sueño y al cavo de los años, darte cuenta si valió la pena tanto luchar y sufrir. Yo creo que es necesario un equilibrio.

Mi libro está dedicado a todas las personas que me han hecho pensar y aprender a ser mejor persona y mejor profesional. Tu quieres un cuerpo vamos a calificar de **10,** primer sueño y tu sabes que no es real, Es importante saber. Que cuando hablamos de mejora estética o cuerpo diez, tenéis que saber que no todo el mundo puede conseguir eso. Es necesario unos factores estéticos y genéticos para que te favorezcan no quiere decir que no se mejoré mucho.es importante entender eso, pero todo lo que te rodea te empuja a ello.los niños la imagen de todo el resultado final de lo que hablamos. El niño en la escuela se siente empujado a destacar por su aspecto, para poder ser popular. Hay veces es una lucha por querer sentirse integrado. Que ocurre, luego se siente desplazado y rechazado. Pasa el tiempo y este niño crece y se hace adolecente y se siente solo ente una sociedad que lo empuja a estar mejor cada día. Aunque suene un poco fuerte, pero es la realidad. ¿Ya está bien? ¿Qué pasa con las personas? Porque querer tener algo

Que es solo un sueño para muchos, y porque no aprender a quereros como sois, el **deporte** y la **salud** son dos vínculos fundamentales en la sociedad que vivimos actualmente. El deporte es la gran meta de muchas personas por superarse, y cumplir sus sueños; y la salud ¿Qué es? Buena pregunta verdad.

Hablemos de la salud mental y deportiva. Es la terapia de unos y la **Guerra** de otros, porque la **Guerra**. Por ese niño que ya es adulto se da cuenta de que hay otras cosas mas importantes ¿Tú crees que merece la pena? Saben cuál es la mejor manera, partir de cero. La gente me dice que es partir de cero. Hacer que tu mente primero ande para que tu cuerpo se mueva ir poco a poco, suena filosófico verdad. Se que la mayoría de vosotros no gusta el deporte porque no tenéis hábito deportivos, tal ves lo habéis hecho cuando eran niños, pero en edad adulta no, muchos os sentís obligados cuando pensáis la obligación que tenéis de realizar un entreno programado yo recomiendo. Que si tienes que realizar un trabajo diario de media hora de cardiovascular yo pienso que es mejor 15 minutos que nada, Muchas veces es una cuestión psicológica por eso es importante aprender a que la mente se abra para que tu cuerpo se puedo mover, cuando escribí este libro, siempre he pensado en los millones de personas que se preguntan cada día se realmente hacen su actividad correcta y para que. He creado un libro para ayudar a las personas normales con ganas de saber si lo hacen bien o no. Yo pienso que es fundamental el deporte como una terapia que te ayuda a que tu vida sea mejor para ti mismo, no para los demás. Así aprenderás a sentirme mejor cada día. Muchas de vosotros ya habéis aprendido que la actividad física general debe ser **SALUD no GUERRA**.

Muchos la realizáis para sentiros mejor por la vida que tenéis. El trabajo.la familia.los hijos las obligaciones la presión del día a día. Es una terapia anti stress, distracción, sociabilidad, comunicación. Mejora física, tonalidad muscular, frecuencia cardiaca, elasticidad, prevención de enfermedades, tanto físicas como mentales. En este libro encontraras grandes dudas en relación a tu actividad física, la idea es ayudarte a entender mejor lo que realizas, estas son: el ciclo indoor, mejora cardiaca, prevención deportiva, ejercicio físico, pádel, tenis, Golf, gimnasia mayores y alimentación. La idea es ayudar a ti a entender cómo mejorar te calidad deportiva. Recuerda **SALUD no GUERRA.**

Tiempo en tu actividad Recomendado

Un mínimo de tres horas semanales. Un mínimo de cuarenta minutos por sesión. Alrededor del 60% de ejercicio aeróbico ligero y medio. Alrededor del 20% de ejercicios de intensidad media y alta y el 20% Trabajo de fortalecimiento abdominal en todas las sesiones .Ejercicios de flexibilidad articular (estiramientos) en todas las sesiones. Ejercicios de coordinación y equilibrio en todas las sesiones. El ejercicio físico planificado con el objetivo de la mejora de la forma física, la musculación y la flexibilidad, proporciona grandes beneficios en todos los aspectos de la vida. Desde los más básicos de la salud y el bienestar, hasta los más concretos como la actitud positiva y la alegría. Vive con salud y tu vida será mejor para ti y para los demás. Recuerda poco a poco conseguirás tus objetivos. **MUCHA SUERTE**

INDICE

1. Escuchar nuestro cuerpo

2. Ejercicio Físico

3. Ciclo Indoor

4. Pádel

5. Gente mayor

6. Pilates

7. Beneficios del tenis

8. La alimentación en la salud y el deporte

9. Beneficios de los estiramientos

10. Frecuencia cardiaca

11. Golf beneficios

12. Obesidad y salud

13. Prevención deportiva

Escuchar
Nuestro
Cuerpo

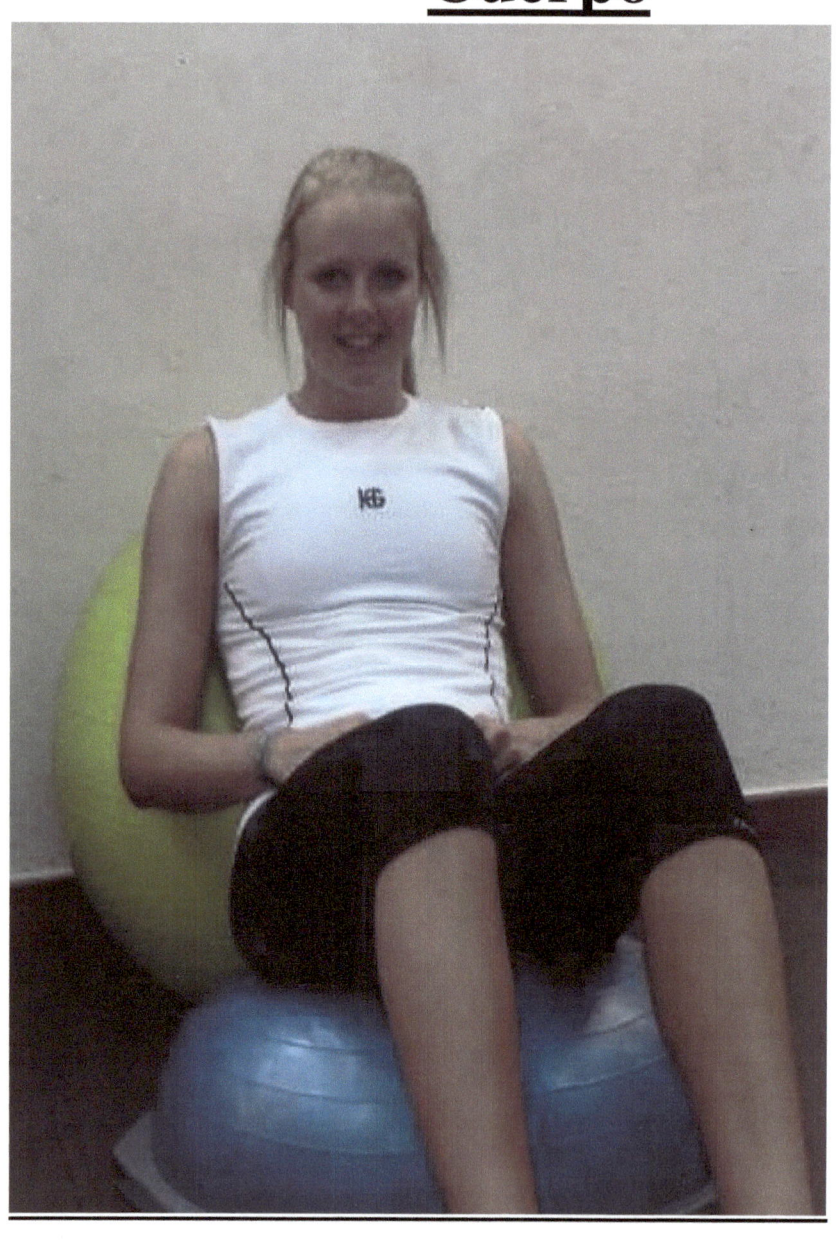

Escuchar nuestro cuerpo:

Es aprender a querernos a nosotros mismos. No pensemos que querer nuestro cuerpo es estar mirándonos todo el día al espejo. Es importante buscar un equilibrio, es una manera de que entendáis lo que os voy a explicar. Yo creo que hay muchas maneras de querernos, es el equilibrio entre tu mente y tu cuerpo, El querer poder cuando tu cuerpo realmente no puede, tu lucha diaria podemos decirlo de esta manera, cuando las personas tienen una molestia física. Muchas personas no le dan importancia, pero es tu cuerpo que te dice, algo va mal. Ese es el primer aviso que el hace pero lo ignoramos, vamos a calificar diferentes síntomas. Ejemplo. Cuando NUNCA he jugado al pádel o tenis o cualquier otro deporte que te obligas a realizar movimientos bruscos por falta de técnica, y todo va bien hasta que un día. Notas una pequeña molestia y no sabes que es. Piensas que es del esfuerzo y no le das importancia. Pasa el tiempo y este dolor se hace mas agudo Y tu cuerpo te habla y te dice, no ves que me molesta y me estas haciendo daño. Es importante entender que no todos los síntomas de dolor son iguales, muchas personas hablan entre ellas, cuando tienen un problema con sistemas de molestia o dolor, y recomiendas sus tratamientos personales a otros Por eso en los diferentes tipos de dolor .tu cuerpo siempre te avisa, te manda señales pero no lo escuchamos hasta que el síntoma se hace crónico.

Pondré uno mas, muy común en los tiempos actuales, aquel que quiere empezar a correr y nunca en su vida ha corrido, solo cuando era niño. Y que es lo primero que hace CORRER ¿Gran fallo PORQUE? Si correr parece una actividad muy fácil verdad. Donde esta el problema, que si nunca ha corrido tu cuerpo sufrirá mucho. Veamos que acurre.

1. Tu capacidad respiratoria es nula. O términos sutiles muy baja, síntomas tu frecuencia cardiaca será terriblemente alta y tendrás que parar porque te cuesta respirar.

2. El peso corporal. Tienes que mover tu cuerpo 10 veces más de lo normal. Tu presión articular es terrible suena fuerte verdad. Cuando corremos tenemos una presión articular 10 veces mas de lo normal, esto es que tus rodillas tienen que soportar tu peso 5 veces mas. A esto le multiplicamos el tiempo que corremos.

Síntomas

Te duele todo, casi no puedes andar y pensamos que es algo normal, y tu cuerpo te habla una y otra vez yo siempre digo a mis clientes. Todo en la vida es como los niños cuando quieren corren, primero tienen que gatear, luego andar y al final correr. Todas las personas que realizan alguna actividad física en su vida. Deben

Asesorarse para así saber como realizar una deporte tan popular como CORRER, para así saber como hacer las cosas, y tu cuerpo no sufra. Esto esta enfocado para los deportes en general.

PARTE FISICA

Esta la lucha por querer, mejorar físicamente cueste lo que

Cueste. Cuantos de vosotros vivís luchando por tener un cuerpo. Calificaremos de 9 no 10 Porque no 10 el 10 es la mayor lucha cuando miramos a alguien con un físico califiquemos de 10 deseando ser así. En el mundo es importante aprender .A querernos como somos, las personas del día a día. Que trabajan que tienen una familia. Responsabilidades, deben aprender a quererse como son, podemos lograr un 10, yo lo veo muy difícil. Podemos conseguir un 7 si tenemos realmente el tiempo para ello, suena extraño, hablar de números. Es una manera practica de

Entender como deseamos conseguir algo, marcándonos un número, del 1 al 10.Buscar el equilibrio es lo primero

Alimentación

La parte más fundamental de nuestra vida, es el 70 por ciento. De nuestros logros físicos, 20 por ciento es la mental, y 10 por ciento la física. Cada una necesita de la otra, tenerlo siempre presente en vuestra vida. Hablemos del equilibrio mental, en querer cambiar radicalmente la alimentación o buscar un equilibrio, esto es como el que nunca ha corrido, quiere empezar a cambiar completamente sus hábitos de alimentación de una manera radical. Mucha gente le gusta comer tenemos que ir poco a poco. El que nunca a hecho una dieta, no puede cambiar radicalmente todo a muchos les pasa que cuando hacen una dieta no son capaces de aguantar un mes. A viene el equilibrio mental ir poco a poco, como funciona esto. Debemos cambiar una o dos comidas, esto es si comemos fritos con comidas con demasiada grasa, cambiaremos por una comida mas sana y así crearemos un habito saludable, mucha gente realiza solo una o dos comidas al día. Otras solo desayunan y cenan, y otras comen entre horas, hay viene equilibrar nuestra mente. Vamos a cambiar un poco nuestro caos. Ejemplo. El que realiza dos comidas, debe complementar con un pequeño tentempié una pieza de fruta es una buena opción.

Cuando dejamos demasiadas horas sin comer nuestro organismo no consigue regular nuestro metabolismo, otras personas que no desayunan, y dicen es que no consigo tomar nada de mañana, es normal, cuando cenamos nuestra digestión se hace muy lenta, nuestro organismo no puede quemar esas calorías y lo que pasa. Una digestión muy lenta, esa es la razón cuando no tenemos hambre por las mañanas. No quiere decir que no se deba tomar algo para cenar, es importante darle al cuerpo las calorías que necesita. Asesorarse con un profesional

Organizar tu vida

Cuantos de vosotros dicen siempre voy a organizar esta habitación o este armario, y cuando realmente lo vais hacer y no lo hacéis y pasa el tiempo y no lo organizáis se os hace un caos. Empezar a hacer una cosa primero y luego otra. Mucha gente quiere realizar muchas cosas a la vez, y acaban por no realizar ninguna igual cuando decimos de realizar varios proyectos o metas, y al final pasan los años y siempre os repetís lo mismo. Yo digo cuando equilibrio mi casa y organizo mis caos. Tu vida será siempre mejor. Por eso debemos aprender hacer todo poco a poco, es la mejor manera de poder alcanzar el equilibrio mental y físico. Recordar ser como niños. Primero gatear, luego andar, para al final poder correr.

Conclusión

Para aprender a querernos, debemos aprender a cuidar de nosotros mismos. Sois lo más importante en la vida, solo vosotros cada uno. Para aprender a querer y escuchar hay que aprender a organizar nuestra vida, la solución la tenemos todos cada uno, cuando aprendemos a escuchar el silencio aprenderemos a escucharnos a nosotros mismos. Muchas personas tienen miedo de la soledad, es una manera en algunos momentos de la vida nos ayuda a encontrarnos. PENSAR Y ANALIZAR.

Recuerda: **SALUD MENTAL BIENESTAR FISICO**.

Ejercicio Físico

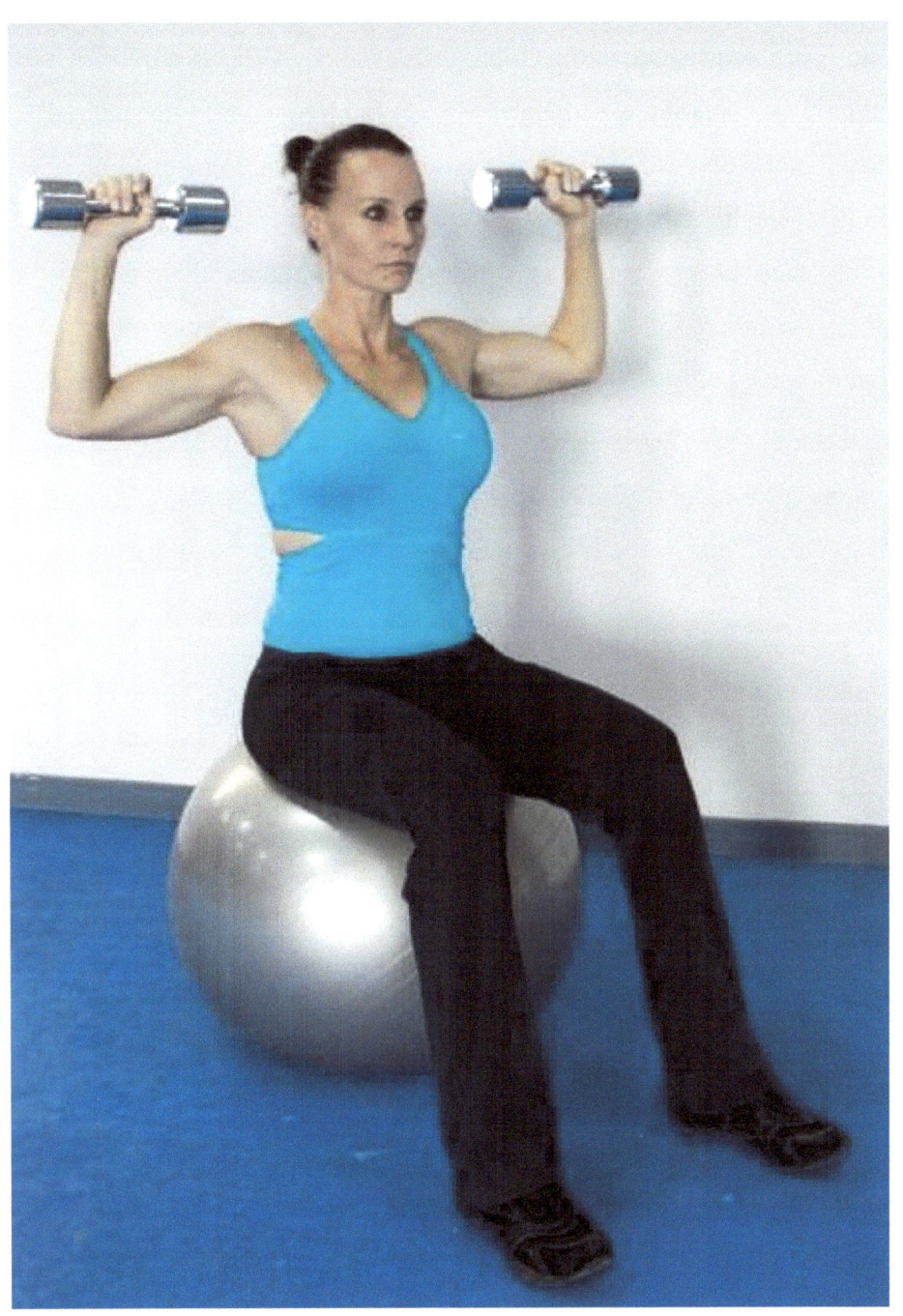

EJERCICIO FISICO

Una parte fundamental para nuestro día a día. Como sabéis la mayoría de vosotros tenéis una vida sedentaria poco activa, intentamos ver el ejercicio como una salida o solución para mejorar, o como una salida de escape para nuestra vida. Pero no como un beneficio exclusivo hacia nuestro aspecto físico, así aprenderemos a ver las cosas de otra manera y sabremos sacar mayor beneficio. Yo le pregunto: ¿realmente le gusta lo que hace o cómo lo realiza? Por eso intentamos hacer entender que el ejercicio y la salud es una ayuda tanto física como personal y mental.

Con el ejercicio fortalecemos todos los músculos, mejoramos nuestra capacidad cardiorrespiratoria, mejoramos la flexibilidad y protegemos mejor nuestras articulaciones; no obstante, sin una correcta ejecución no podremos conseguir estos objetivos deseados.

Muchas personas piensan que el buen resultado está en el aumento de la carga o el ejercicio intenso, que es trabajar más allá de nuestra capacidad física. Para potenciar los músculos el secreto está en la técnica y la concentración en la misma, por lo que muchas veces no es necesario grandes pesos para realmente mejorar. De esta forma, los factores que llevan al éxito son: concentración, ejecución, respiración y técnica.

Veremos algunos de estos ejercicios de los muchos que utilizamos habitualmente, donde es fundamental la correcta ejecución. El objetivo no es decirle como debe entrenar, sino ayudarle a realizar los ejercicios correctos por su seguridad, siendo importante la respiración en la realización de los mismos. Muchos de ustedes experimentáis los movimientos mirando al instructor o compañero de entreno; aquí es el momento de aprender a realizar las cosas de una manera más segura. Una vez dominados, podréis entrenar con mayor seguridad. Recuerde, es importante el asesoramiento de un profesional. **SALUD, NO GUERRA.**

Realizar los movimientos. Los músculos, tendones y ligamentos se pueden lesionar cuando están débiles, por lo que es importante fortalecer mediante ejercicios de resistencia, fuerza y trabajo de elasticidad con pesos progresivos y movimientos controlados. Y lo mas importante es la técnica, porque las articulaciones se lesionan con más frecuencia cuando los músculos y ligamentos que las estabilizan se encuentran débiles. Cuando realizamos movimientos incorrectos tenemos un 80% de probabilidades de lesionarnos, siendo fundamental el trabajo de estiramiento y el calentamiento del mismo. El trabajo muscular es aplicado a todos los ejercicios en general, es importante evitar los movimientos de ayuda (son aquellos que realizamos cuando la carga supera nuestras fuerzas y utilizamos otros músculos del cuerpo para realizarlos) veremos en la siguiente imagen. La forma correcta de realizarse, buena técnica, colocación y respiración.

Movimiento Correcto

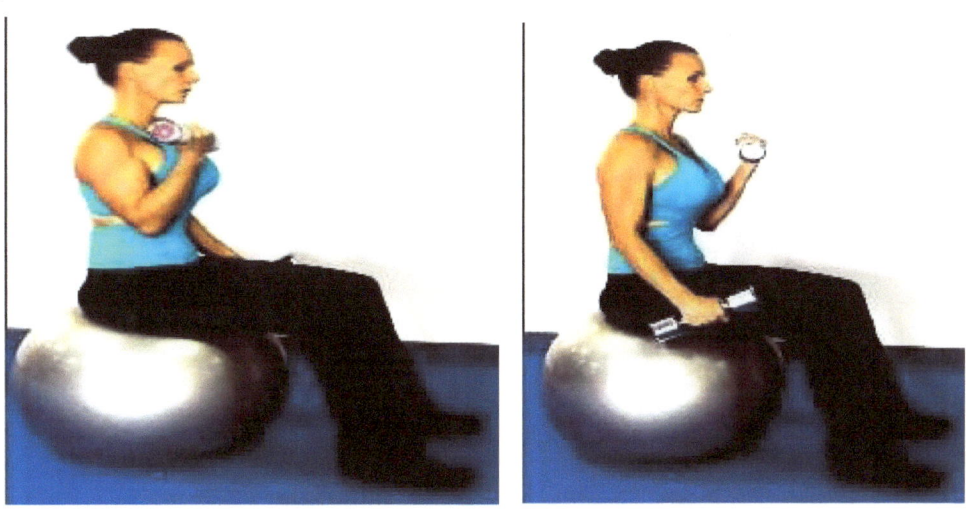

Podemos apreciar en la fotografía la ejecución de un movimiento llamado Bíceps Alterno, existiendo también una variante del bíceps llamado Martillo.

Lo que realmente debe importarnos es la ejecución del propio movimiento, adoptando una colocación de la espalda completamente alineada, hombros derechos, piernas correctamente colocadas y abdominales contraídos. En la fotografía mostramos una variante del bíceps en banco sentado. Lo fundamental viene ahora.

Veamos: los brazos están semi flexionados nunca estirados, esto llevaría a realizar en el recorrido del movimiento un trabajo de tensión articular del codo, si estuvieran estirados. Tampoco deben estar los codos hacia atrás. Muchas personas realizan movimientos de palanca para ayudarse en el ejercicio cuando no pueden con la carga o quieren aumentar la misma, esto implica trabajar músculos asesores cuando realmente estamos trabajando solo los bíceps. La respiración sigue siendo una parte importante del ejercicio, por lo que es importante recordar, la respiración en el movimiento: tomamos aire cuando bajamos el brazo y lo soltamos cuando subimos los brazos. De esta forma, cuando respiramos estamos oxigenando mejor el músculo.

RECORDAD: RESPIRAR ES GRATIS. Es una broma, sigamos. Los síntomas que muchos suelen tener por la mala ejecución del ejercicio pueden ser dolores en la espalda, en el cuello y en los codos. En ese caso hable con su instructor y él le ayudara a realizar mejor su ejercicio, ya que el secreto no está en la carga, sino en la correcta ejecución del mismo; pruébelo.

Mal movimiento

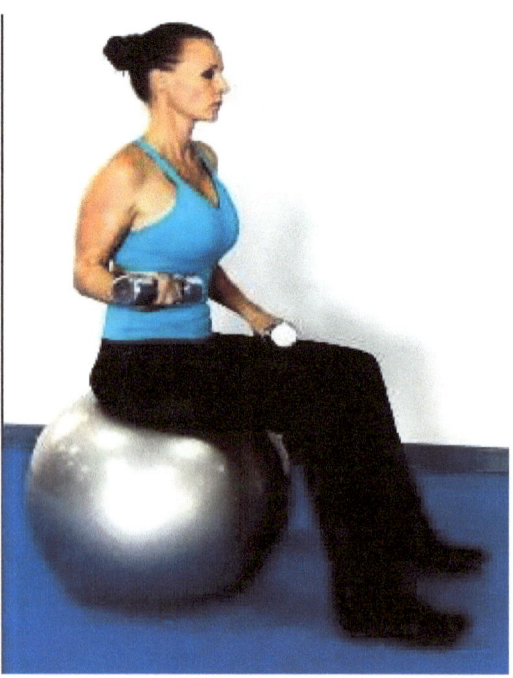

Como podéis ver, el codo se sitúa hacia atrás, ya que la línea del recorrido del bíceps se acorta por no tener suficiente ángulo de trabajo, y como hemos hablado antes, es necesaria la ejecución total del movimiento, sin la extensión total. De esta forma nos vemos obligados a realizar una rotación del ángulo del codo provocando una mayor tensión en todos estos músculos. Hemos hablado de la importancia de la espalda y de la colocación, al cambiar la correcta colocación, todos estos músculos sufren una alteración.

Observad que el otro brazo está descansado cuando debería estar colocado, el brazo se mantiene en la misma línea para una correcta postura e equilibrio. ¿Podemos mantener el otro brazo relajado? Apoyado si, no es recomendable ya que tenemos que ver que tenemos una carga en la mano, al estar el brazo relajado esto hace que la articulación del hombro y el codo se carguen, no mostrado en este ejercicio. Como podéis apreciar pero si en muchos otros ejercicios que realizamos cuando entrenamos. Debemos tener el control total del mismo.

Movimiento Correcto

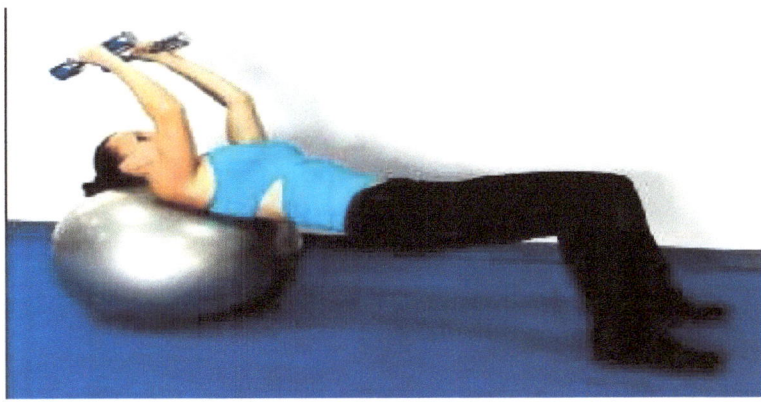

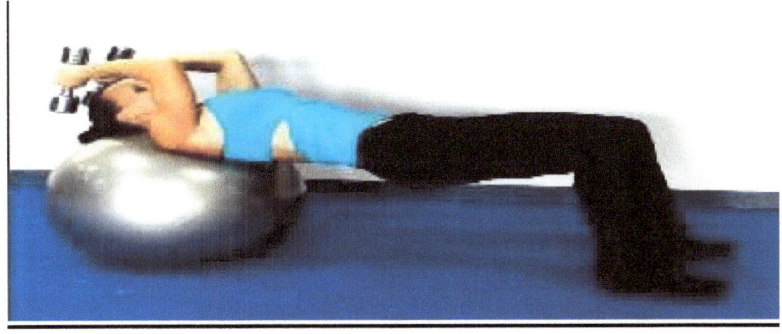

Empecemos a analizar este ejercicio llamado Tríceps Acostado, el cual tiene variantes como el Tríceps Polea y el Tríceps Barra Acostado, los cuales no se realizan acostados sobre un balón. Dentro de los trabajos acostados este es uno de ellos, la diferencia es que en el banco la espalda y la zona lumbar están totalmente apoyadas, pero sobre el balón no. Esto no significa que esté mal ejecutado, sino que es una variante bastante eficaz para trabajar porque aparte de trabajar los tríceps, trabajamos de manera isométrica, es decir, que trabajamos contraídos los lumbares, abdominales y glúteos. También se puede ejecutar este ejercicio con la pelvis baja, siendo ésta una manera muy cómoda.

Ahora veamos la ejecución de los tríceps. La espalda debe estar alineada y los abdominales contraídos. Siempre en la ejecución de este ejercicio se debe tener los brazos casi estirados en la línea del pectoral, recordando que no debemos bloquear la articulación del codo, sino bajar suavemente hasta la línea del hombro. Las muñecas derechas, podemos ver los músculos implicados antes mencionados. Tríceps, Antebrazo, Abdominales, Lumbares y Glúteos, recuerda la respiración. "Cuando bajo tomo aire y cuando subo lo suelto" en esta postura es fundamental el equilibrio y el control del movimiento.

Mal Movimiento

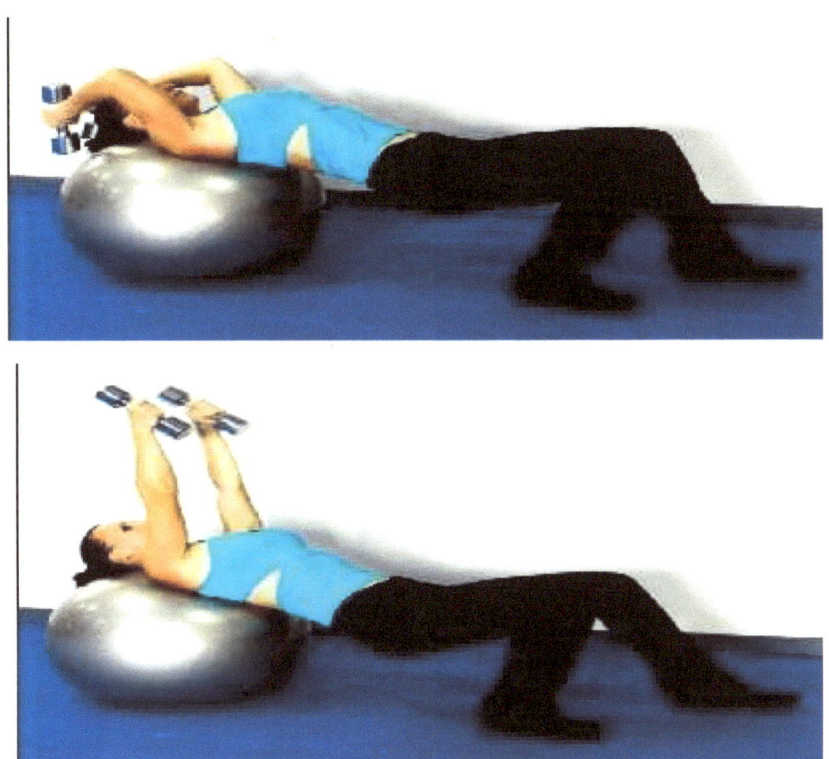

   Ahora analicemos el mismo ejercicio realizando de una manera incorrecta, los brazos están totalmente rectos, la espalda ya no tiene alineación y en el movimiento de bajada hay una presión grande de toda la espalda. Si realiza este movimiento, puede presentar síntomas como dolor de espalda, problemas en los codos, dolor en el cuello y en las rodillas, y molestias en las muñecas. Es importante que usted analice el ejercicio y recuerde que son sólo los **tríceps** los músculos que estamos trabajando. Aunque tengamos trabajando de forma isométrica algunos músculos mas. Cuando trabajamos con balón.

Correcto movimiento

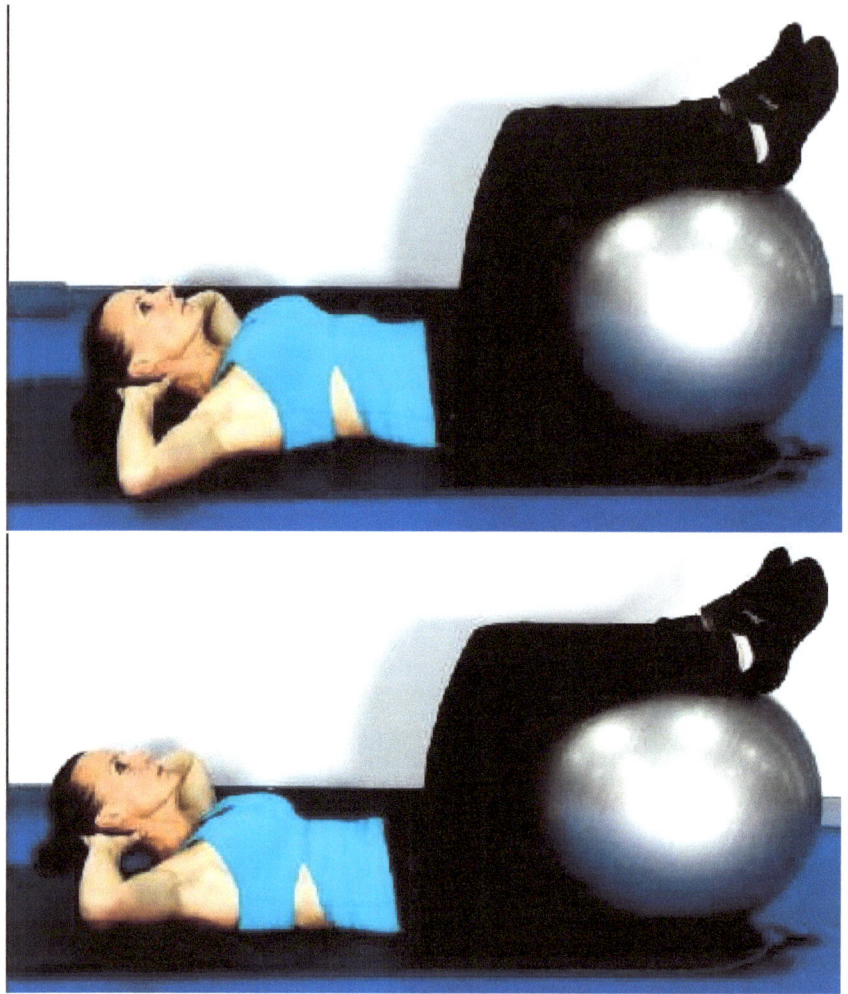

Analicemos un musculo fundamental del cuerpo gran soporte para el refuerzo del tronco, como veis estamos acostados, lumbares perfectamente colocados, abdominales semi contraídos, barbilla alineada manos detrás de la nuca. El apoyo de las manos sirve para mantener la cabeza, no para tirar de la misma, siendo el motivo por el que muchos de ustedes tienen dificultad con este ejercicio al no conocer el verdadero objetivo del uso de las manos. Ahí es donde empiezan los problemas de dolores cervicales, ya que esto se debe al empuje de los brazos. La falta de movilidad del tronco, la respiración y la técnica. Es importante nunca tirar del cuello con las manos, ya que sólo te ayudan a colocar las cervicales. Cuando realizamos el movimiento, debemos hacerlo con movimientos suaves.

Una manera de ayudarle a trabajar sus abdominales es con la respiración DIAFRACMÁTICA. Pregunte a su instructor continuamos, cuando realizamos los movimientos y noto molestias debo parar, hable con su instructor para que le ayude con esto.

Como podéis ver, la cabeza no está apoyada en el suelo. Deben pensar que no todas las personas tienen el ángulo de la espalda igual es algo natural. Si quieren saber cuál es la colocación mas adecuada, existe una manera muy práctica para saberlo: nos acostamos con las piernas flexionadas y posicionamos la mano debajo de la zona lumbar, y si notamos que la mano entra. Levantamos un poquito el tronco y veréis como la zona lumbar queda totalmente apoyada, otra opción es subir las piernas y empujar la pelvis hacia abajo. **Probarlo, le beneficiara.**

Mal Movimiento

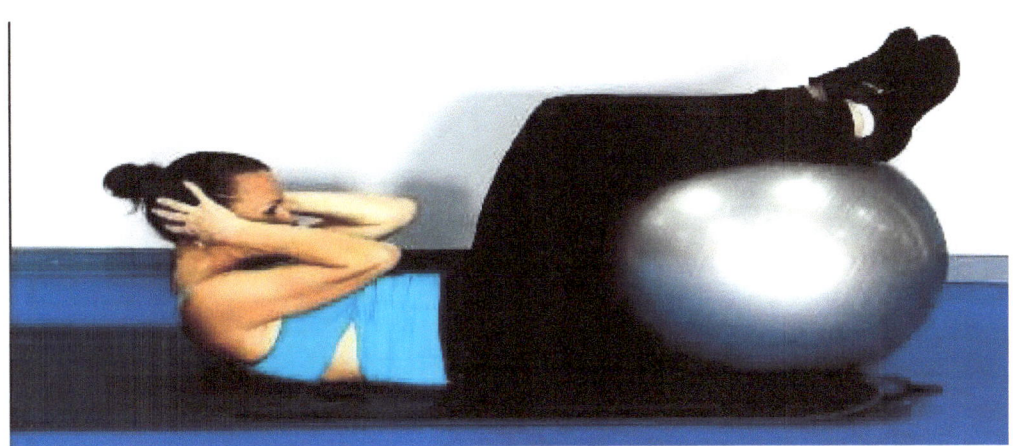

Este es un claro ejemplo de la realización de una mala ejecución del ejercicio. Como pueden ver, los músculos mas perjudicados son el cuello, los hombros y la espalda, todos estos músculos crean tensión en cuello y espalda. Esto crea problemas de columna y cervicales, entre otros.

Variante de realización de trabajo completo para abdominales

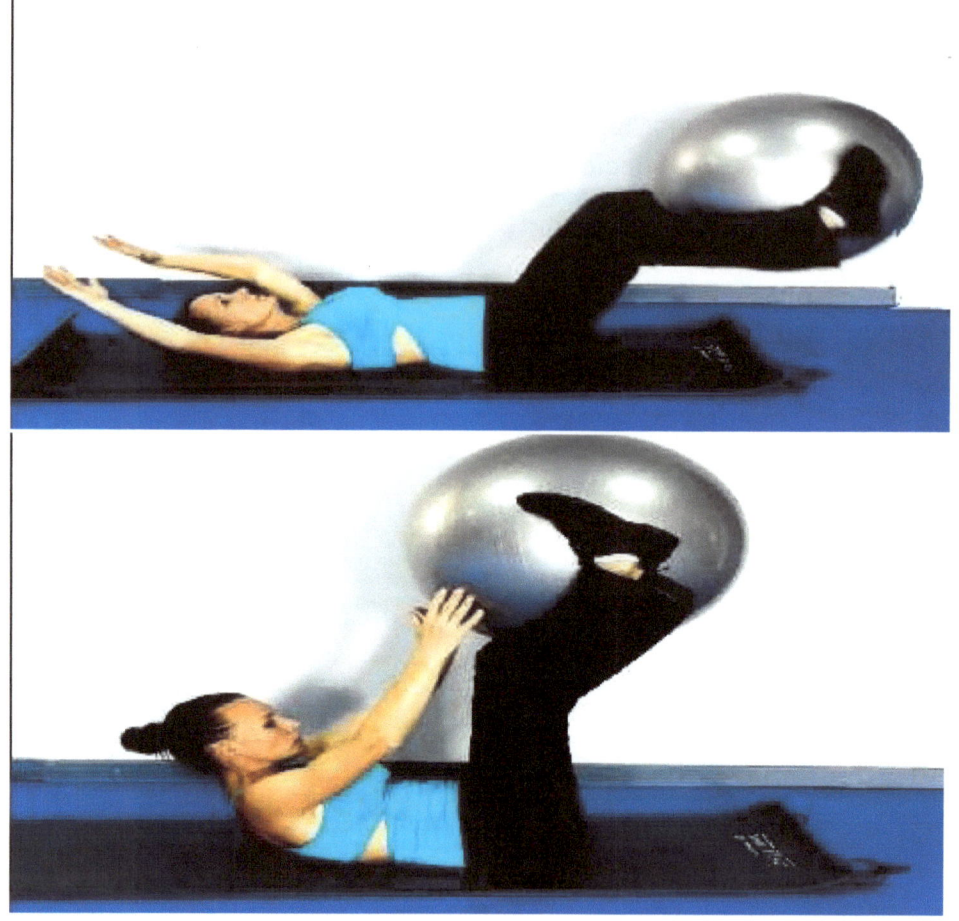

(Este ejercicio) son una forma muy eficaz de realizar tus abdominales, que es necesario para ejecutarlos. Tened siempre presente todo lo que hemos hablado sobre este tema. Todas las personas tienen la capacidad para entrenar, sean jóvenes, mayores, delgados o con peso de más. Lo fundamental es la constancia y la disposición para aprender, esto debe ser aplicado a todos los ejercicios en general que existen. **Esto le beneficiará siempre. Recuerde, hable con su instructor.**

Prevenir Lesiones
En el Pádel

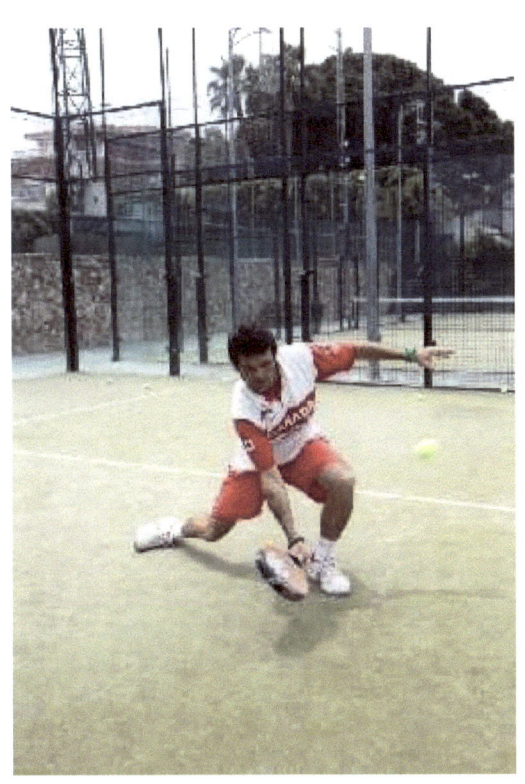

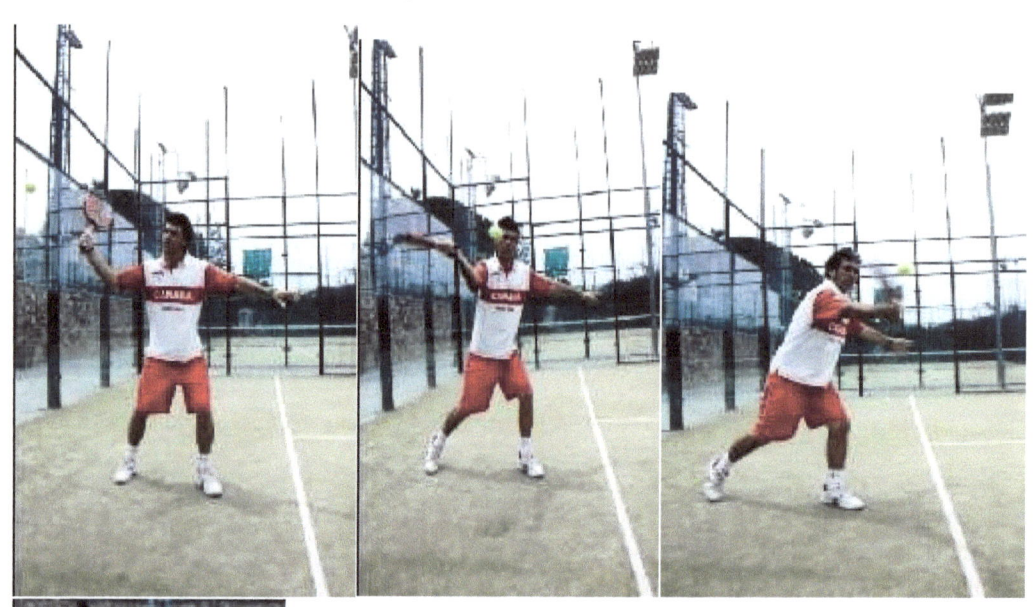
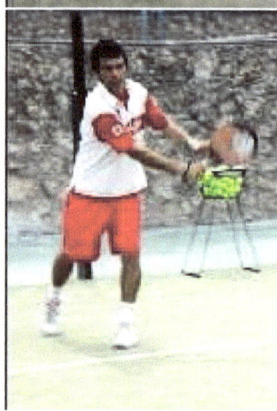

El Pádel

Es un deporte fácil de practicar muy de moda en los tiempos actuales que permite intercambiar muchos golpes que no requieren grandes esfuerzos físicos, siendo fundamental realizar un buen calentamiento previo y un buen trabajo técnico, para evitar lesiones frecuentes. Los golpes que se realizan por encima de la cabeza como <u>voleas altas remates</u> pueden provocar lesiones por sobrecarga en los tendones, el hombro, el codo y las rodillas. Aunque es un deporte muy social, es fundamental el asesoramiento profesional, siendo muchas personas las que lo realizan sin ninguna base técnica y ahí aparecen los problemas

Lesiones Habituales

Las lesiones más comunes relacionadas con el juego del pádel aparecen en el hombro, el codo y la rodilla y la espalda. Las lesiones del pádel ocurren en casi todas las regiones del cuerpo, siendo éstas definidas como lesiones que derivan de los micro traumas (pequeñas sobrecargas articulares y musculares). La frecuente aparición de síntomas de lesiones en el pádel llega a ser un indicativo relevante de las áreas a las que se debería apuntar en un entrenamiento adecuado, preventivo para el acondicionamiento general. No porque sea un deporte fácil no significa que sea necesario una preparación física mínima.

Las zonas del cuerpo que se lesionan con más frecuencia son la parte inferior de la pierna, el tobillo y el muslo; siendo muchas de ellas causadas por la falta de calentamientos adecuados y de elasticidad. Los esguinces de tobillo y las contracturas de los músculos del muslo (cuádriceps y abductores) llegan a ser las lesiones más habituales.

Las lesiones de las extremidades superiores suelen encontrarse con más frecuencia en las regiones del codo el hombro y zona lumbar.

Lesiones en el codo: Una de las lesiones es el codo de tenista, ocasionada por la sobrecarga y falta de técnica por la elección inadecuada de la pala. La supervisión de la técnica de juego es importante para la prevención de estas dolencias. Una manera que ayudaría mucho a corregir la técnica sería entrenar frente a un espejo, pudiendo así mirarse uno mismo y corregir el golpe. Si no nos observamos, podremos realizar movimientos bruscos sin ninguna técnica.

Problemas lumbares: especialmente en la zona lumbar. Los remates altos obligan a adoptar posturas que aumentan la curva normal de dicha zona. Poca elasticidad, descompensación de la región media. Por ello son habituales las lumbalgias que se origina en músculos y ligamentos, mas por esfuerzos repetidos que por traumatismos puntuales.

Lesiones en la rodilla: está expuesta a lesiones por sobrecarga y lesiones agudas. La más frecuente es la sobrecarga del cartílago rotuliano, unas de las razones no hacer estiramientos, las lesiones agudas la más importante es la del ligamento cruzado anterior. O el menisco. Es importante fortalecer los cuádriceps, y femorales y realizar estiramientos siempre.

Lesiones en el tobillo: La más frecuente es el esguince, es decir, la elongación de los ligamentos por encima de su capacidad normal de estiramiento. Esto se debe por tener el tendón de Aquiles demasiado corto y falta de elasticidad

Lesiones en la muñeca: La fractura del escafoides carpiano de la muñeca. Algunos factores, Coger mal la pala también el jugador intenta detener su caída apoyando la muñeca.

Algunos consejos para evitar estos problemas.

Realizar un buen calentamiento suave y progresivo: realizar estiramientos suaves parciales entre 30 a 40 segundos y golpes de baja intensidad.

Material Adecuado: las zapatillas deben ser adecuadas para esta actividad. El uso de una pala no apropiada a las características personales. **Al terminar** realizar estiramientos suaves y progresivos. Entre 1 min a 2 min. Siempre, los estiramientos devén ser estáticos no activos. Hable con su instructor

El pádel es un juego muy divertido y social acto para todos. Sin embargo, como ocurre en la mayor parte de las disciplinas deportivas, si no se toma el tiempo suficiente para realizar un entrenamiento adecuado puede provocar lesiones. Te daremos algunos consejos para ayudarte a evitar todos los riesgos derivados de una mala preparación. Otro consejo importante es pedir ayuda a un profesional para comprar, el equipo adecuado.

1. As un Calienta suave entre diez a quince minutos antes del partido.
2. Evitar jugar sobre superficies muy duras. Para evitar lesiones en la parte inferior de la espalda si no tiene más remedio que practicar este deporte en pistas duras, es importante calzado adecuado para realizar esta actividad.
3. . Al realizar un smash, no arquees la espalda innecesariamente. La posición adecuada es doblar las rodillas y elevar los tobillos. De esta forma el peso corporal está prácticamente en equilibrio.
4. Recuerda que las paradas y arranques pueden provocar torceduras moderadas por eso es importante el calentamiento y el calzado.

A continuación exponemos una serie de ejercicios útiles para este fin; ahora bien, debe tenerse en cuenta que este fortalecimiento nunca puede estar separada con la flexibilidad: las piernas de un jugador de deben ser fuertes para soportar el gran desgaste físico pero también flexibles, para que puedan absorber los golpes, piernas fuertes y flexibles. Menos probabilidad de lesione

Ejercicios para las piernas

Posición de partida: Parado con las piernas juntas, rodillas semis flexionadas. Tomaremos una mancuerna con cada mano y las mantendremos a los costados del cuerpo, con los brazos semi estirados. Damos un paso al frente y llevamos la rodilla de la pierna de atrás, flexionada, hasta el suelo; la rodilla de la pierna que permanece delante debe quedar en línea vertical con respecto al pie de esa misma pierna. Volvemos a la posición inicial y repetimos la misma acción pero con la otra pierna al terminar estirar

Sentadillas: Parado, con las piernas separadas a un ancho de los hombros, tomamos una barra y la colocamos por detrás de la nuca, tener atención si no puedo con la barra apoyada colocarla delante y usarla de apoyo. otra opción es usar un par de mancuernas, para realizar correctamente las sentadillas se recomienda usar un alza debajo de los talones, para así no forzar tanto el tendón de Aquiles, es fundamental que mantengamos el tronco bien derecho todo el tiempo. Tomamos aire y flexionamos las piernas como si tuviéramos intención de sentarnos, es fundamental la respiración y la técnica.

Sentado cuádriceps. Tomamos aire y elevamos las piernas hasta casi la extensión total, nunca debó estirar la pierna el máximo es malo para las rodillas. Exhalamos el aire en el momento de máximo esfuerzo y volvemos lentamente a la posición inicial.

Acostado boca abajo trabajaremos los músculos femorales enganchamos los talones en los rodillos de la máquina. Tomamos aire y manteniendo la pelvis apoyada en el banco, flexionamos las rodillas hasta que los talones toquen atrás casi en los glúteos. Exhalamos el aire en el momento de máximo esfuerzo y volvemos lentamente a la posición inicial. Hay muchos ejercicios que te pueden ayudar. Recuerda: habla con tu profesor, el te ayudara…..**SALUD NO GUERRA**

Actividad Física
Gente Mayor

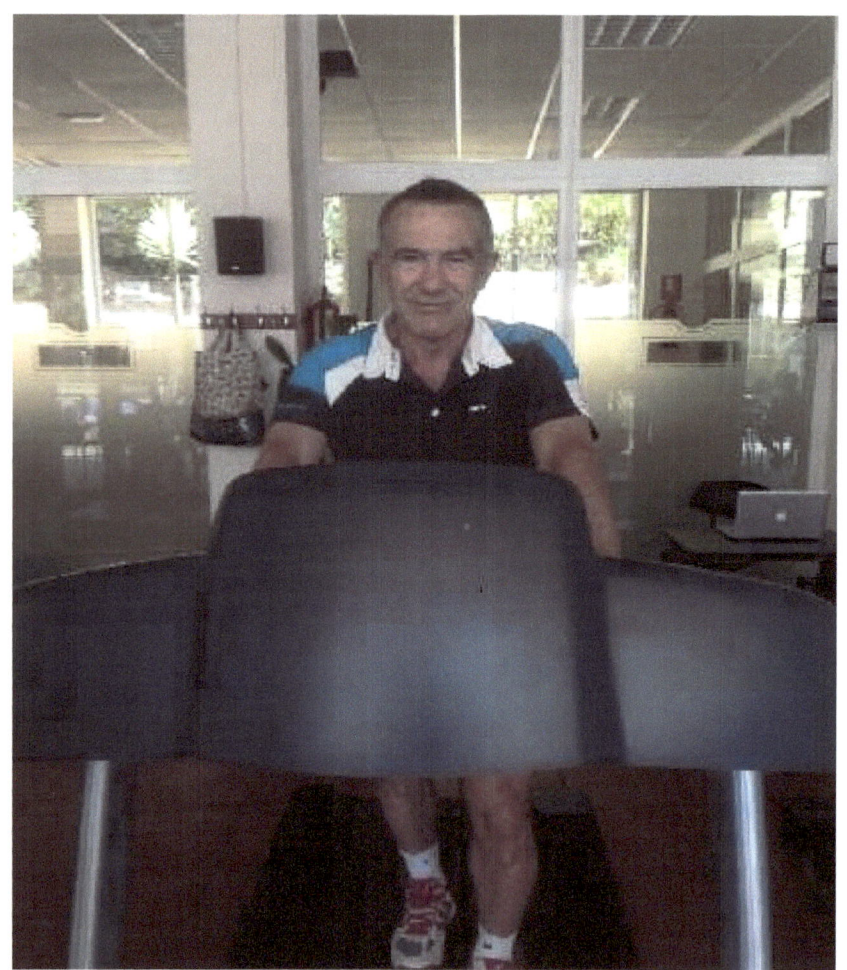

Gente Mayor

Cuando hablamos de gente mayor o como dicen mucho gente de la tercera edad mucha gente piensa que ya son personas que realmente han pasado ya una etapa de su vida y yo creo que eso es un error, yo sé que la mayoría de las personas que están leyendo este libro en este momento y que son personas de edad avanzada tienen muchas cualidades y capacidades para seguir una vida activa. Lo importante es saber enfocar una línea que te ayude realmente a saber cómo hacer las cosas, este apartado lo he dedicado a vosotros, entre las personas que tienen problemas a nivel físico o tienen patologías que realmente necesita un tratamiento especial, pero creo que en el mundo existe muchísima gente con edad avanzada que tiene una vida activa y saludable lo importante es saber como la debes realizar.

Hay aspectos que se pueden controlar y que permitirán continuar con una vida activa, la actividad física regular le ayudara al envejeciendo de una manera apacible y poco traumática. Nunca es es mayor para cuidarse, con el paso de los años el cuerpo experimenta cambios que afectan de manera distinta a cada persona. Hay una disminución de ciertas facultades, cansancio olvidos etc. Pero esto no significa que se este enfermando, al contrario, hay que vivir esta etapa de manera positiva como algo natural de una manera saludable. El error de la sociedad es que suele apartar a las personas cuando ya tienen cierta edad pensando que ya no son necesarias.

Veremos a continuación los beneficios que el ejercicio aporta.

Mejora el bienestar general.
Mejora la salud física y psicológica.
Ayuda a mantener un estilo de vida independiente.
Reduce el riesgo de desarrollar ciertas enfermedades (alteraciones cardiacas, hipertensión, osteoporosis, reuma, Artrosis. etc.).
Ayuda a controlar enfermedades como obesidad, diabetes. Azúcar, colesterol.

Ayuda a disminuir y favorecer en el tratamiento de algunas patologías. Sin embargo es importante saber que muchos de estos beneficios requieren una participación regular y continua, siempre evitando la inactividad.

Riesgos que pueden aportar el ejercicio físico en los mayores

En términos generales, el ejercicio físico moderado no comporta riesgos a las personas de edad. El problema suele originarse en el entendimiento de lo que cada uno adecuado a sus facultades debe realizar, Es evidente que la sobreestimación de las propias capacidades, la competitividad o el intentar mantener un tono físico similar al de otras épocas pasadas puede comportar serios peligros que deben ser tenidos en cuenta. Los riesgos del ejercicio físico en esta época de la vida se sitúan principalmente en dos.

En primer lugar existe un riesgo cardiovascular latente. En segundo lugar hay que valorar la existencia de osteoporosis ya que esta enfermedad, que se caracteriza por una disminución de la masa ósea, hace que los huesos afectados sean más porosos y se fracturen con mayor facilidad que un hueso normal. Si se tiene el aparato locomotor frágil pequeños traumatismos pueden convertirse en lesiones de gran importancia. Al evaluar el grado de forma física, se encuentran reducciones significativas de la aptitud física con respecto a personas más jóvenes, aunque los mayores que han realizando ejercicio toda su vida, pueden presentar una elevada capacidad. Se recomienda que la periodicidad de los reconocimientos médicos **sea como mínimo 3 veces al año y siempre que se presente alguna anomalía.**

Hay que tener presente que en general, siempre existe alguna actividad física o deportiva recomendable, cualquiera que sea el estado de salud de una persona, por ello es muy importante determinación la capacidad física para poder establecer correctamente el tipo e intensidad del ejercicio a realizar.

De todos modos, hay que ser cuidadoso en elegir las actividades adecuadas y ser asesorados por un profesional para la correcta ejecución de las mismas Beneficios.

Los deportistas mayores padecen menos tensión, sufren menos depresiones, muestran mayor vigor, una actitud más positiva y más autoestima. La actividad física les permite a las personas conservar su independencia y sentirse que todavía están vivos. Es importante cuidar a nuestros mayores, un día seremos como ellos.

Objetivos

_ Reducir el riesgo de lesiones.

_ Disfrutar con el ejercicio.

_ Evitar ciertas patologías.

Objetivos secundarios

_ Mejorar el sueño.

_ Adquirir más energía.

_ Interacción social.

_ Aumentar la autoestima.

_ Mejorar la calidad de vida.

_ Entrenamiento alternativo para mantener la condición física después de una lesión.

_ Más tiempo para relajarse y recuperarse.

CONCLUSIÓN

La responsabilidad de todos los que tenemos personas mayores y de los médicos es favorecer el ejercicio y actividades con el fin de incrementar su salud general y la sensación de bienestar. La valoración previa al ejercicio, la prescripción de un programa de ejercicios y el tratamiento de las lesiones junto con el asesoramiento sobre la prevención y nutrición son esenciales para ellos. Cuidemos de ellos Recuerda un día seremos así…SALUD NO GUERRA

TECNICAS
APLICADAS
CICLO INDOOR

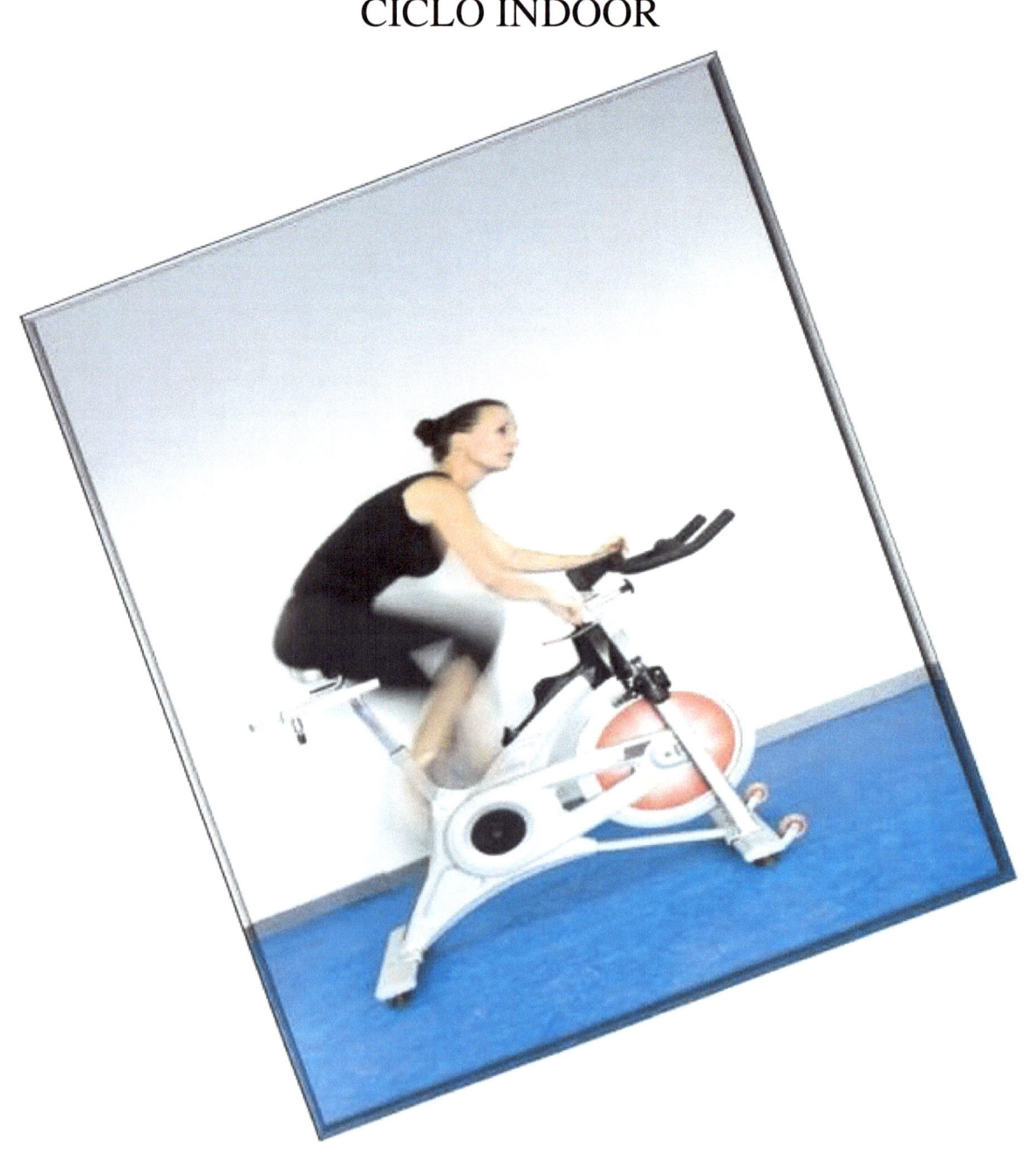

CICLO INDOOR O BIKE

Esta actividad lleva en el mercado más de 30 años, las grandes preguntas que os hacéis vosotros, el porqué de realizar dicha actividad analicemos. 15 personas metidas en una sala cerrada, en una bicicleta que ni siquiera se nueve del sitio todos sudando, unos junto a los otros pedaleando. ¿Para qué? Vaya tontería eso se pregunta muchos de ustedes, o quien lo ha visto alguna vez se lo pregunta también. Pero esto va mas allá de lo pensáis. El ciclo indoor es una modalidad creada para ayudarte a superar varios factores físicos fundamentales, esta modalidad es una combinación de la bicicleta de **MONTAÑA** y la de **CARRETERA.** Se utilizan técnicas similares a estas, todo este trabajo va acompañado con la música parte fundamental de esta clase. Aspectos que mejoramos: resistencia física piernas, fuerza piernas, tonalidad general, trabajo abdominal, trabajo anti stress. Y lo más fundamental, la frecuencia cardiaca, la parte clave de esta modalidad, esta actividad esta enfocada dentro de los trabajos aeróbicos en general y lo que os preocupa a todos las calorías. Siempre digo primero aprender a disfrutar de vuestra actividad y así tendréis los logros deseados el trabajo físico debe ser algo divertido y a la vez saludable, no estresante es necesaria la parte de la relajación física y mental. Mucha gente dice que es una actividad muy violenta. Tenéis que pensar que es un trabajo de grupo, pero a la vez individual. Es importante hablar con tu profesor para el adecue tu trabajo a tu capacidad física y aeróbica. Yo siempre recomiendo usar un pulsometro, para así controlar tu frecuencia cardiaca

Correcta Colocación

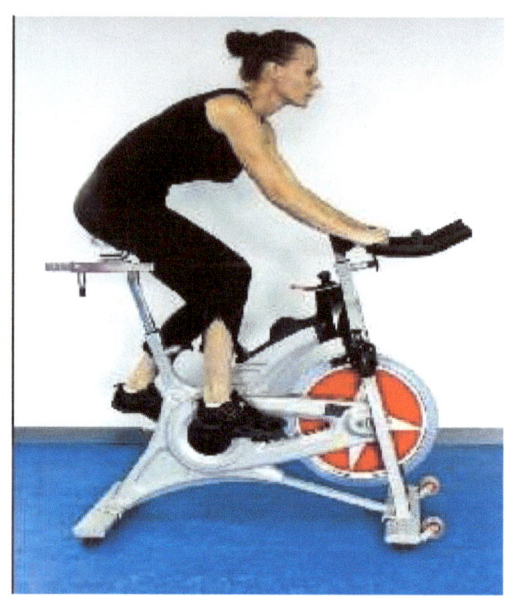

Como podéis apreciar la importancia de la técnica está en la colocación, correcta la altura del sillín. Como podéis ver la pierna esta semi flexionada, para así poder realizar un movimiento completo de la musculatura general de los cuádriceps, glúteos, músculos accesorios los abdominales, otro factor importante la distancia del sillín al manillar, la espalda perfectamente alineada, brazos semi flexionados esto permite una postura cómoda del tronco. Un factor fundamental es no bloquear las articulaciones ya que en la bicicleta de calle utilizamos la parte superior aquí no, Qué diferencia hay entre la postura de esta bici a la de las bicicletas de carretera y montaña. Que esta bicicleta está hecha para potenciar todo el trabajo general de las piernas. Como la resistencia la fuerza y la condición cardiaca general. Trabajos realizados en esta posición. (Calentamiento, frecuencia media 50% a 65%) (llano sentado, trabajo cardiovascular entre 60 % a 70%) este trabajo mejora la frecuencia cardiaca. Y capacidad cardiorrespiratoria

Esto es una persona que se fatiga al andar porque tiene una vida sedentaria, fuma no realiza ningún tipo de deporte, los médicos le recomiendan una actividad que les ayude a mejorar esos problemas, esta es una de sus actividades entre otras, siempre asesorada por un profesional. Es fundamental durante el calentamiento y el trabajo siempre utilizar carga, si no se utiliza carga o resistencia las piernas realiza un trabajo demasiado suelto. Y esto afectaras sus rodillas

Mala colocación

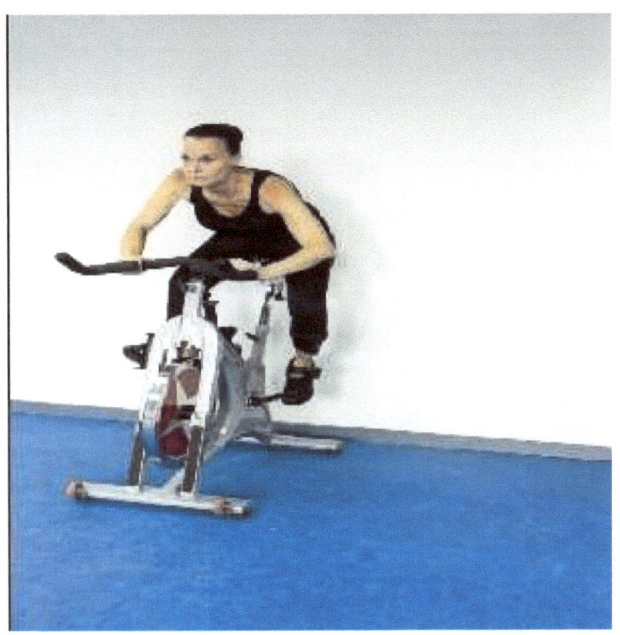

La colocación en la bicicleta es una parte fundamental para realizar un buen trabajo. ¿Por qué? Cuantos de vosotros tenéis problemas con la colocación de la altura la separación del sillín. Estos son los síntomas que se suelen tener por una mala ejecución de los mismos. Dolor de espalda por la tensión de los brazos, Problemas de rodillas, por la altura o separación de la misma, molestias en las muñecas, por el apoyo total de los brazos, dolor de los tobillos, por la mala ejecución del movimiento, dolor de cuello. Tensión total de la parte superior. Son necesarias las bases fundamentales para evitar estos problemas. De los cuales dentro de un trabajo realizado no puede haber otros músculos a trabajar, cuando hemos hablado de la importancia del tronco y piernas correctamente colocadas. Nuestro trabajo sentado debe ser cómodo nunca la parte superior rígida. La correcta colocación evitara estos síntomas. La respiración siempre pausada. Nunca bloquear dicha respiración ni acelerar la misma. Hable con su instructor él le recomendara la mejor manera para usted. Es importante entender que el trabajo de BIKE te permite una adaptación personal a ti, recuerda somos un grupo de gente sentados individualmente esto te permite aprender a adaptarte y mejorar poco a poco. Muchas personas me cuentan que han probado alguna vez esta actividad y nunca más han querido hacer porque dicen que un trabajo demasiado duro y estresante, realmente no es así, es importante lo que hemos hablado antes ir poco a poco, debes ir a tu ritmo y con el tiempo iras mejorando, esto te ayudara a disfrutar de tu actividad

Correcta colocacion

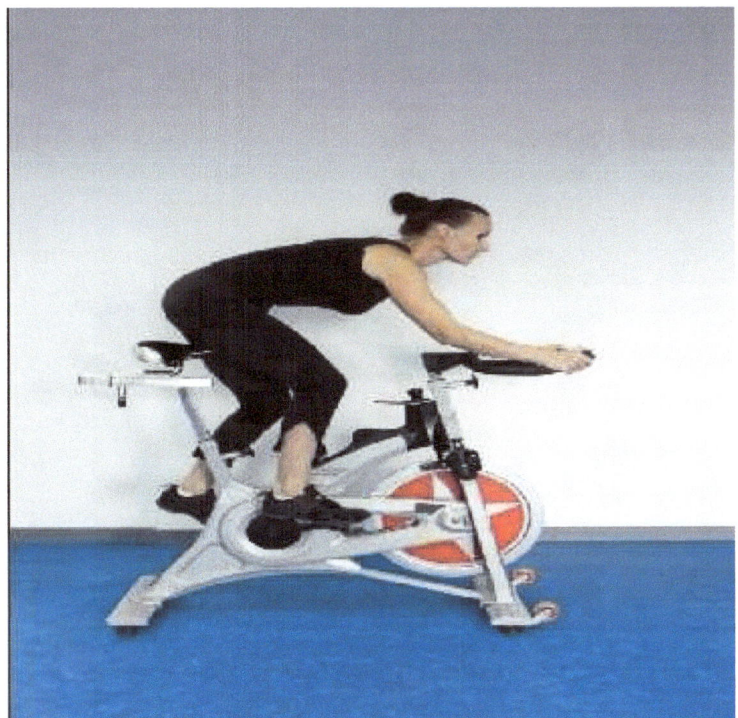

Como podeis apreciar, la tecnica en esta posicion implica un trabajo bastante diferente al anterior mencionado, sin tomar en cuenta que los musculos que realizan el trabajo son los mismos. Trabajo realizado para potenciar la fuerza de las piernas y la resistencia de las mismas. ¿porque?Diferentes variaciones,la colocacion del cuerpo, el apoyo de los pies sobre el pedal , y la intensidad en resistencia de la misma, como usted sabe, para realizar trabajos de fuerza es necesario incrementar la resistencia de la misma,esto tiene una variacion de la frecuencia cardiaca, tiene una intensidad entre 75 a 90% frecuencia maxima. Recordar que para realizar esta actividad, es recomendado usar un pulsometro.

Tambien el ritmo de movimiento varia en relacion trabajo sentado, el ritmo de ejecucion es mucho mas marcado en relacion a un llano sentado con menos carga,durante todo este trabajo es fundamental no olvidar el tronco relajado. Abdominales contraidos, y el pedaleo continuo. Cuando notes que tu musculatura del tronco se pone rijida relajate y respira pausadamente para que la frecuencia cardiaca baje

Mala colocacion

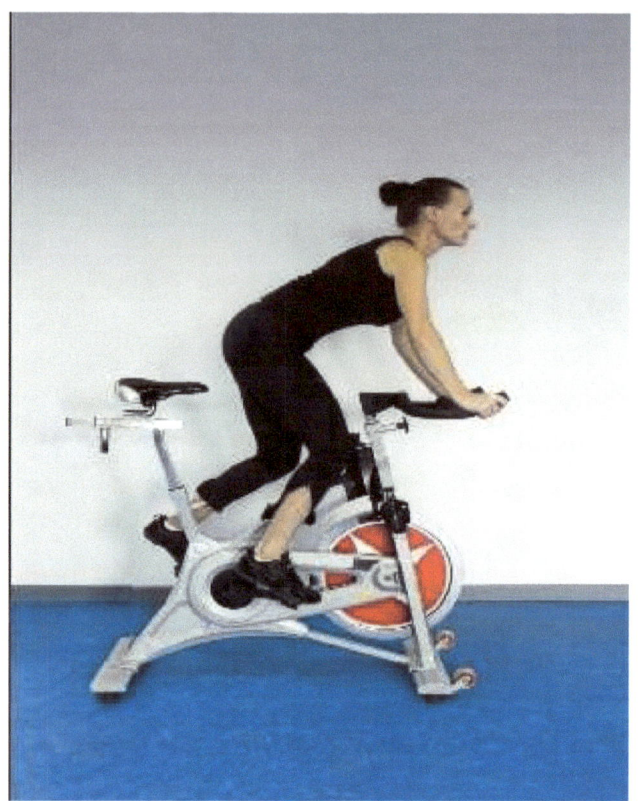

Como estáis observando, hay una mala colocación en relación al tronco, esto implica mayor tensión en la parte alta como son los lumbares los brazos y los hombros. Las rodillas no deben pasar de la punta del pie, porque crean presión a nivel articular. Tenéis que ver que cuando colocamos la altura y separación de la bicicleta. Es para poder trabajar correctamente la técnica, sin necesidad de echar el cuerpo sobre ella, si tienes dudas hable con su instructor y él le ayudara, recuerde es un trabajo para potenciar la resistencia muscular, resistencia cardio vascular, la fuerza de piernas y lo más fundamental el corazón. No olvide usar su PULSOMETRO es su seguro de vida en esta actividad. Hay algo que debéis saber. Experimentar la actividad, y si realmente os gusta comprar el equipamiento necesario, esto os hará el trabajo mucho más cómodo.

La alimentación

En la salud

Y el deporte

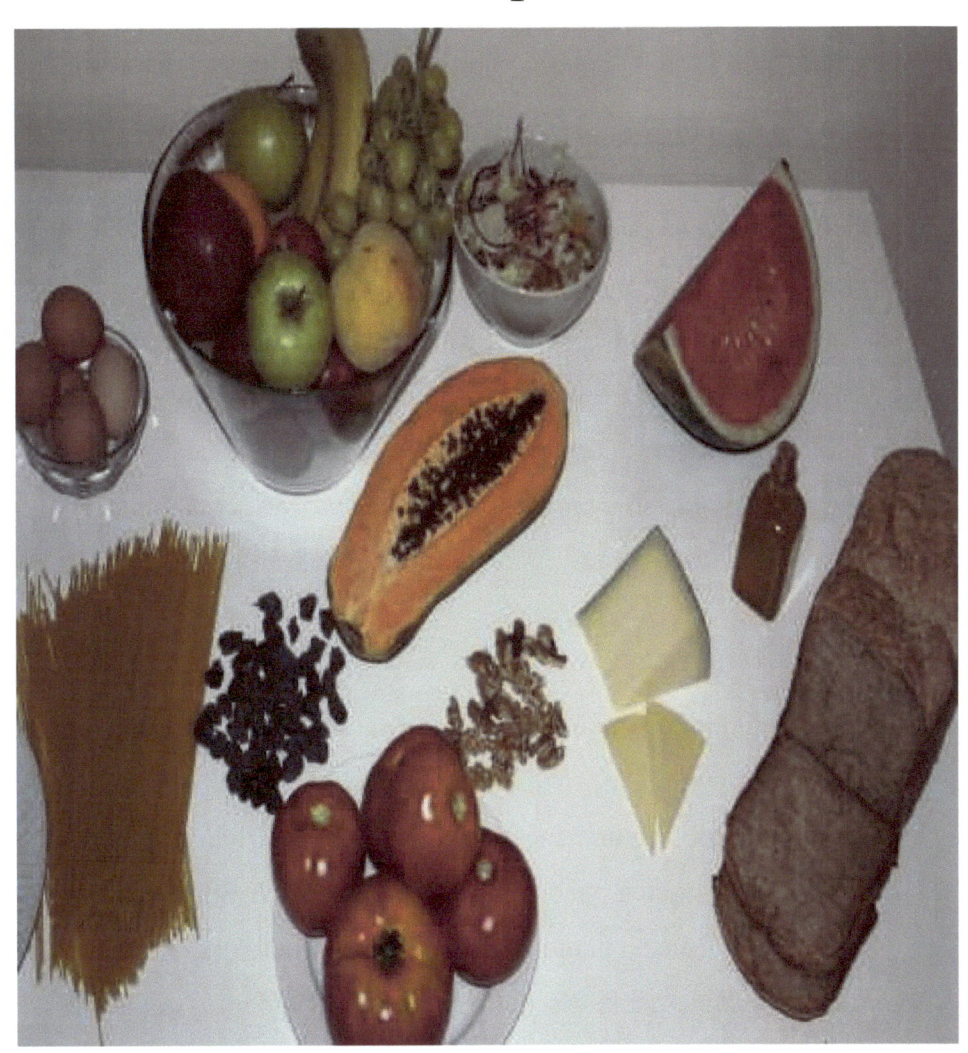

La Importancia de la Alimentación en la Salud y el Deporte

La alimentación y nutrición es la parte mas fundamental de nuestro día a día .Dependiendo de las características del trabajo físico realizado, pueden surgir requerimientos nutricionales especiales siempre como base la actividad diaria realizada. Teniendo pues en cuenta estas características, en relación a la duración o frecuencia del ejercicio y el requerimiento energético de éste, la primera y más clara diferencia entre una persona que práctica deporte y una que no lo hace. Esto es entre un deportista y un individuo sedentario, es el gasto energético diario de la primera con respecto a la segunda.

Ejemplo

El gasto energético total de una persona adulta sedentaria puede oscilar entre las 1.200 y 1.500 Kcal por día, dependiendo del peso edad sexo etc.

La actividad física realizada durante una hora de entrenamiento puede suponer un gasto energético de 500-900 Kcal, más o menos dependiendo evidentemente de la condición física de quien la realiza, esto también implica el metabolismo de cada persona. (Los individuos bien entrenados gastan menos energía para realizar el mismo trabajo que los no entrenados) ésta puede suponer un gasto energético de 2.500-3.000 Kcal. Dependiendo del trabajo realizado.

Debemos aprender a entender que una alimentación saludable te ayuda a una calidad de vida mejor. La gente me comenta, que cuidar alimentación es una tarea muy difícil que rompe los hábitos alimentarios en una cuestión de mucho sacrificio pero realmente no es así. Es una cuestión de ir poco a poco cambiando lo que tú realmente crees que haces mal pongamos un ejemplo. Mucha gente tiende a picar durante el día o a realizar 1 o 2 comidas como mucho, cuando hablamos del metabolismo hablamos del gasto energético que el cuerpo consume cuando hacemos deporte, mientras más tasa metabólica activa tengamos más podemos quemar calorías, que significa que una persona que haga entre 4 a 5 comidas diarias en poca cantidad consigue que su metabolismo sea mas activo, mayor tasa metabólica activa. Más gasto energético tendrá. Lo diré de una manera mas simple, cuando hacemos la digestión entre una comida y otra el tiempo de proceso entre cada una de ellas hace que el organismo trabaje mas rápido. Significa que su tasa metabólica ira mucho mas rápida, que una persona que haga 1 a 2 diarias, imaginar una persona solo come y cena, el tiempo de proceso de una comida a otra hace que su organismo trabaje mucho mas lento, esto siempre acompañado de una actividad aeróbica regular y continua. Cuando hablamos de comer no significa grandes cantidades tienes que pensar que el estomago es un musculo que tiene la capacidad de estirar. Muchas personas que tienen el estómago demasiado voluminoso significa que si cogiéramos toda cantidad de alimentos líquidos sería la cantidad comida que podemos meter dentro, calcular lo que le estomago es capaz de aumentar. Mucha gente dice que no está habituada a desayunar. Muchas veces cuando cenamos demasiado, el organismo quema menos calorías el metabolismo es mucho más lento y ese es uno de los posibles motivos. La idea de una buena alimentación es hacer cinco comidas diarias en pequeñas cantidades, imaginados el estómago tiene el tamaño de 2 puños juntos, eso sería lo que deberíamos comer en cada comida. Es importante nuestra alimentación comer todo tipo de alimentos. Nuestra alimentación debe ser muy variada, es fundamental. Muchas personas me dicen si realmente los niños cuando tienen edad adolescente deberían de una dieta especial yo creo que es importante en casos especiales si, y en las personas adultas que tengan alguna intolerancia alimentaria eso es diferente. Mucha gente piensa que para perder peso es importante sólo tomar lechuga y tomate es importante aprender a tener un equilibrio de la comida .Hay personas que toman demasiado hidratos de carbono contenidos altos en azúcares y luego mezclan los hidratos de carbono. Esa una de las razones por lo cual mucha gente tiende a coger peso, es importante tomar hidratos de carbono son la energía de cada día lo que debéis hacer es no mezclarlos. Porque las funciones de unos y otros no funcionan de la misma manera. Y las cantidades recuerda lo que hablamos antes sobre el volumen del estómago es uno de los grandes problemas de la gente. Que hace 1 a 2 comidas al día pero con mucha cantidad.

Como se pueden cambiar los hábitos alimentarios es una cuestión psicológica como el que quiere dejar de fumar, es fundamental ir poco a poco qué quiere decir esto. Imaginemos una persona que normalmente come frito, exceso de pan, dulces, bebidas con gas. etc. Debe ir progresivamente quitando algo de lo que ve que realmente pueda ser malo y poniendo alimentos buenos, voy a cambiar una de mis comidas de la noche como fritos exceso de hidratos, voy a comer algo a la plancha eso es un pequeño cambio que le ayudara poco a poco sin efectos psicológicos a cambiar sus hábitos alimentarios, no comer tanto pan reducir poco a poco el consumo de fritos, bebidas con demasiada azúcar etc. Y el tiempo le ayudará a mejorar sus hábitos alimentarios es importante acudir a un especialista si realmente ve que necesitas ayuda. Mucha gente piensa que cuando quieras realmente mejorar lo más importante es perder peso, realmente lo más importante es perder volumen. Tenemos que pensar que con los años el porcentaje proteínico de los músculos baja, así como nuestro sistema hormonal cambia, y aumenta el porcentaje de grasa, muchas personas quieren tener el peso de 10 años atrás yo siempre digo que cuando cambiamos la alimentación y entrenamos tenemos que pensar que el músculo pesa mas que la grasa. Es normal que pesemos igual o un poco mas. Siempre hablamos de personas que hacen deporte regular esto es 2 a 4 días por semana pondremos un ejemplo.

Una figura la recubrimos completamente de cera, el entreno la alimentación y el cambio de metabolismo hacen que poco a poco toda la cera que está alrededor de la figura, se vaya deshaciendo entonces imaginar. Cuando vamos perdiendo tallas significa que estamos deshaciendo la grasa y descubriendo el músculo, que sería lo ideal para realmente saber si estoy perdiendo peso adecuadamente. Se calcula que perder peso durante el entreno y los buenos hábitos alimentarios están entre 2 a 3 kilos al mes. Y eso sería lo correcto. Por lo tanto, la alimentación de las personas debe basarse en una dieta equilibrada. Debe ajustarse la cantidad total de calorías a ingerir y también su procedencia. La cantidad total de calorías vendrá dada a partir del cálculo de los requerimientos energéticos diarios de cada persona. Por supuesto esta dieta debe ser variada y contener varios alimentos de todos los grupos.

1. Leche y derivados.
2. Verduras y hortalizas.
3. Frutas.
4. Cereales, derivados y legumbres.
5. Carne, pescado, huevos y proteínas.
6. Grasas.

Clasificación de los alimentos

*Leche y derivados. Son alimentos en los que predominan las proteínas, de origen animal Se consideran Alimentos reparadores puesto que proporcionan los elementos necesarios para el crecimiento y renovación del organismo.

*Carnes, pescados y huevos. Al igual que en los anteriores predominan las proteínas.

* Legumbres, frutos secos, arroz, patatas y pastas Son alimentos que proporcionan energía, indispensable para el día a día además de elementos básicos para el crecimiento del organismo, así como aquellos necesarios para regular ciertas reacciones químicas que se producen en el organismo. Predominan los Glúcidos también presentes en ciertas cantidades en las proteínas, vitaminas y minerales.

* Hortalizas Proporcionan, las vitaminas y minerales se trata de alimentos con función reguladora de reacciones químicas.

* Frutas. Poseen las mismas características que las hortalizas además ricas en vitaminas.

* Cereales y pan. Se trata de alimentos energéticos donde predominan los glúcidos.

* Mantecas y aceites. Al igual que los cereales se trata de alimentos energéticos pero la diferencia radica en que en este grupo predominan los lípidos.

* Energéticas. El organismo necesita energía para su funcionamiento internas, esto es, para que sigan ocurriendo todos los procesos fisiológicos, el movimiento del aparato digestivo o el mantenimiento del pulso cardíaco. Pero también necesita energía para el mantenimiento de la temperatura corporal del cuerpo

* Algunos nutrientes se transforman en otras sustancias también necesarias para el funcionamiento del orgánico, como por ejemplo, los ácidos biliares que sirven para ayudar a digerir las grasas.

Estructurales. Como algunos minerales que forman parte del tejido óseo o como las proteínas que forman los Músculos.

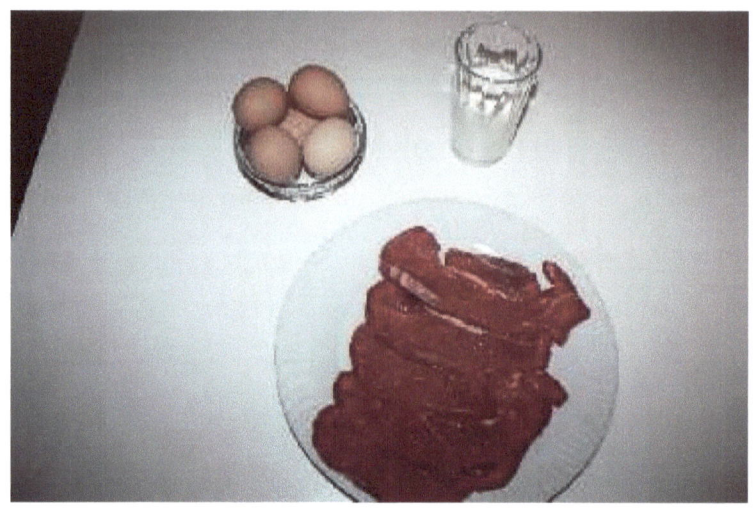

Las proteínas

Deben ingerirse al menos en las 2 comidas durante el día: almuerzo y cena, ya que el organismo, al contrario que hacen los carbohidratos y las grasas, no las acumula en depósitos de reserva .son una fuente recuperadora de tejido muscular Además, nuestro cuerpo pierde diariamente una determinada cantidad de proteínas. Las fuentes proteicas son fundamentalmente la clara de huevo, la leche, Las carnes blancas, el pescado, las legumbres y la soja. Se recomienda que un tercio de las proteínas ingeridas diariamente sea de procedencia vegetal.

Los requerimientos mínimos diarios de proteínas para el hombre adulto no deportista son de 0,8 gramos por kilo de peso y día, mientras que para la mujer no deportista son de 0,7gramos

Requerimientos diarios proteínas

Hombre (gramos por kilo de peso y día)	Hombre deportistas
0,8	1,0 a 2,0
Mujer (gramos por kilo de peso y día)	Mujer deportista
0,7	0,9 a 1,2

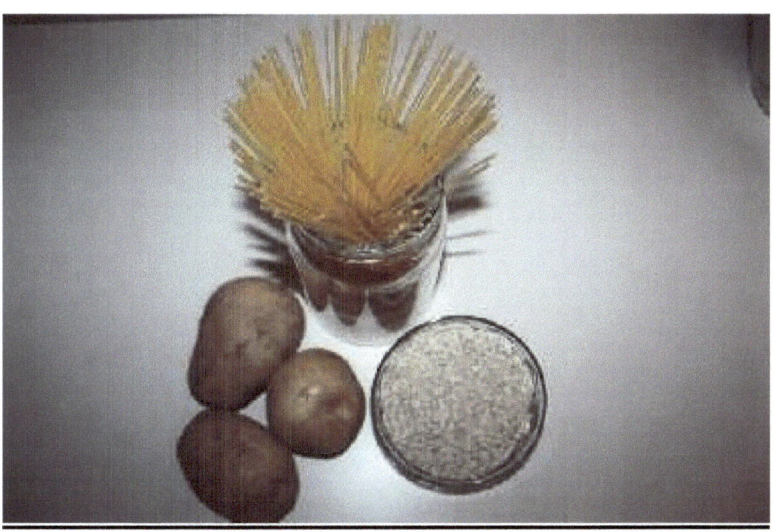

Hidratos de carbono.

La función de los carbohidratos es dar energía, ellos funcionan como reserva energética. Tienen la capacidad de producir glucosa es un aporte necesario diario, ellos son los vegetales, legumbres, cereales, verduras y frutas. Cada gramo del mismo aporta 4kcal. Al ser ingeridos se hidrolizan a glucosa, la glucosa es importante para la correcta función del sistema nervioso central. Cada día nuestro cerebro consume mas o menos 100g de glucosa, por eso cuando estamos en ayunas, actúa sobre los cuerpos cetonicos que existen en pequeñas concentraciones. Es por eso cuando estamos con hipoglucemia nos podemos sentir mareados o cansados .Los cuerpos cetonicos o cetonas se producen cuando el cuerpo utiliza las grasas en lugar de los azucares para producir energía.

En nuestra dieta diaria consumimos alimentos ricos en hidratos, es más o menos entre el 50 al 55%. Las personas piensan que tomar hidratos para controles de peso es malo. Como he explicado son fundamentales en nuestra vida diaria. Aparte de energía son una fuente reguladora, los hidratos se encargan, de regular el tránsito intestinal, teniendo además otros efectos beneficiosos.

*disminuye la absorción de sustancias como el colesterol.

*aumenta la sensación de saciedad

* disminuye el estreñimiento

* Efecto protector contra el cáncer de colon y enfermedades cardiovasculares.

Para las personas que estén con entrenos, le resulta esencial la rápida recuperación de los depósitos musculares y hepáticos de glucógeno, de no ser así, no podrá alcanzar sus objetivos. Siempre que hablamos de **suplementos químicos** tenemos que entender. Que son aportes de ayuda siempre que las necesidades nutricionales estén completamente cubiertas. Hay si puedes utilizar **suplementos** no antes. Siempre asesorado por un profesional.

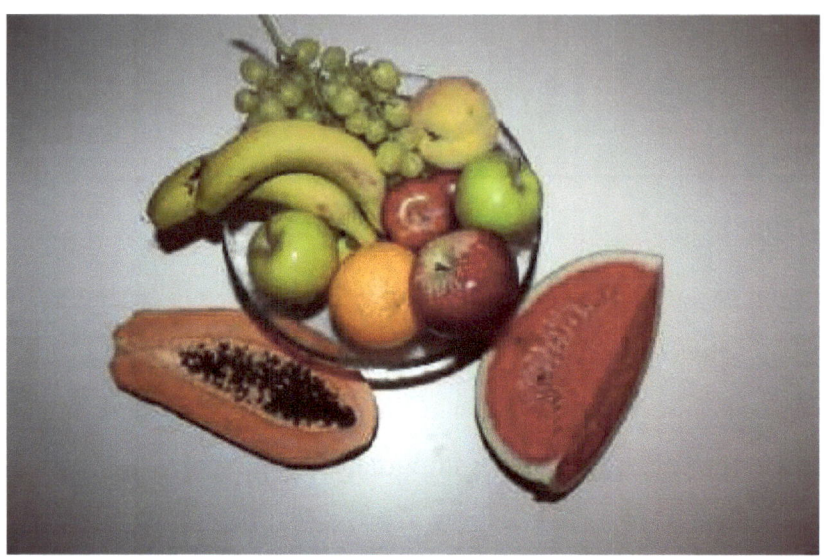

VITAMINAS

Las vitaminas están presentes en pequeñas cantidades en los alimentos, y que son imprescindibles en los procesos metabólicos que tienen lugar en la nutrición. Nos aportan energía y por lo tanto no producen calorías, ya que no se utilizan como combustible, pero sin ellas el organismo no tiene la capacidad de aprovechar los elementos constructivos y energéticos .Tienen la importante misión de facilitar la transformación en energía.

Necesidades adicionales. Sucede en determinadas facetas de la vida, la infancia, el embarazo, la lactancia y durante la edad madura. Por el mismo motivo, hoy en día la mayoría de las persona saben es necesaria para el incremento en el esfuerzo físico. También el consumo de tabaco, alcohol provocan un mayor gasto de algunas vitaminas, por lo que en estos casos es necesario un aporte suplementario, no quiere decir que sea la solución mas fácil. Aunque las necesidades orgánicas sean de miligramos o incluso microgramos, son nutrientes esenciales, puesto que no podemos sintetizarlas, por lo tanto debemos ingerirlas obligatoriamente con la alimentación. Una excepción es la vitamina D que se puede formar en la piel con la exposición al sol, y las vitaminas K, B1, B12 que se forman en pequeñas cantidades en la flora intestinal. La dieta debe ser equilibrada y abundante en productos frescos y naturales.

Otro aspecto importante a valorar es la conservación y cocción de los alimentos ya que se producen pérdidas vitamínicas. Puesto que el agua el calor y el tiempo disminuyen el nivel vitamínico de los alimentos por una oxidación acelerada.

Dentro de estos grupos de riesgo están las personas que realizan una restricción calórica permanente. Significa personas que pasan hambre. Al tiempo que desarrollan mucho ejercicio, personas muy preocupadas con su figura que realizan regímenes muy Desequilibrados en su contenido.

Consumidores de comidas rápidas o enlatadas por razones de comodidad. También los vegetarianos, ya que tendrían carencias de las vitaminas contenidas en los productos **Cárnicos y lácteos.**

Clasificación de algunas vitaminas.

Vitamina B1

Es indispensable para que los hidratos de carbono se transformen en energía y también imprescindible en la transmisión del impulso nervioso. Sin las necesidades diarias los síntomas comunes son. Cansancio, irritabilidad, pérdida de concentración o depresión. Por eso se dice que esta vitamina es la gran aliada del estado anímico, tiene un efecto beneficioso sobre el sistema nervioso y la actividad mental. Las fuentes más importantes son la carne de cerdo, las legumbres, los cereales integrales etc. La principal fuente de vitamina B1, y de la mayoría del grupo B, deberían ser los cereales integrales.

Cantidades expresadas en	m/100 g
Levadura de cerveza (extracto seco)	3.100
Otros frutos secos	690
Carnes de cerdo o de vaca	650
Garbanzos	480
Lentejas	430
Avellanas y nueces	350
Ajos	200

Vitamina B6.

Actúa en una gran cantidad de reacciones metabólicas, fundamentalmente relacionadas con el metabolismo de los aminoácidos. Esto quiere decir que se necesita en mayor cantidad si la ingesta de proteínas aumenta, ya que está relacionada con el contenido proteico de la dieta.

Cantidades expresadas en 100 mgs.

Sardinas	960
Nueces	870
Lentejas	600
Garbanzos	540
Carne de pollo	500
Atún y bonito frescos	460
Avellanas	450
Carne de ternera o cerdo	400
Plátanos	370

Se encuentra ampliamente distribuida en los alimentos, y abunda en cereales integrales, nueces, todo tipo de frutos secos, plátanos, patatas, verduras, carnes y pescados, por lo que su carencia es muy rara. Los congelados disminuyen su contenido en un 40% y las conservas un 45%. El aporte necesario es de 2 mg al día.

Vitamina B12

Resulta indispensable para la formación de glóbulos rojos y para el crecimiento corporal y regeneración de los tejidos. La carencia o el déficit de esta vitamina da lugar a la llamada anemia.(palidez, cansancio, debilidad, etc.), así como a trastornos neurológicos y digestivos, pero a diferencia de otras vitaminas hidrosolubles se acumula en el hígado donde se metaboliza .

Las fuentes más importantes de esta vitamina son los alimentos de origen animal, carnes, pescados, mariscos, huevos lácteos y sus derivados. Actualmente se afirma que la flora bacteriana de nuestro intestino grueso puede producirla en cantidades suficientes. Su aporte necesario es de 1 mg al día.

Vitamina C

La vitamina C actúa en el organismo como transportador de oxígeno e hidrógeno, motivo por el cual es indispensable para el buen funcionamiento de las hormonas anti estrés producidas por las glándulas suprarrenales. Participa también en el metabolismo de los lípidos y estimula las defensas contra las infecciones. Pero además de todo eso, la vitamina C es un potente agente Antioxidante, eliminador de radicales libre en el metabolismo celular.

Por eso es aconsejable consumir alimentos ricos en vitamina C varias veces al día. Las mejores fuentes de alimentos son las frutas y verduras, preferentemente frescos. La ingesta diaria recomendada es de 60 mg. Hay situaciones donde los requerimientos son mayores, como en situaciones de, gestación, lactancia y en deportistas.

Alimentos ricos vitamina C

Cantidades expresadas en	mg/100 g
Kiwi	500
Papaya	480
Pimiento rojo	204
Col de Bruselas	100
Limón	8
Espinacas	60
Fresa	60
Naranja	50

Es importante aprender a comer. Recuerda eres lo más importante: **Salud Mental. Bienestar Físico.**

Beneficios
De los Estiramientos

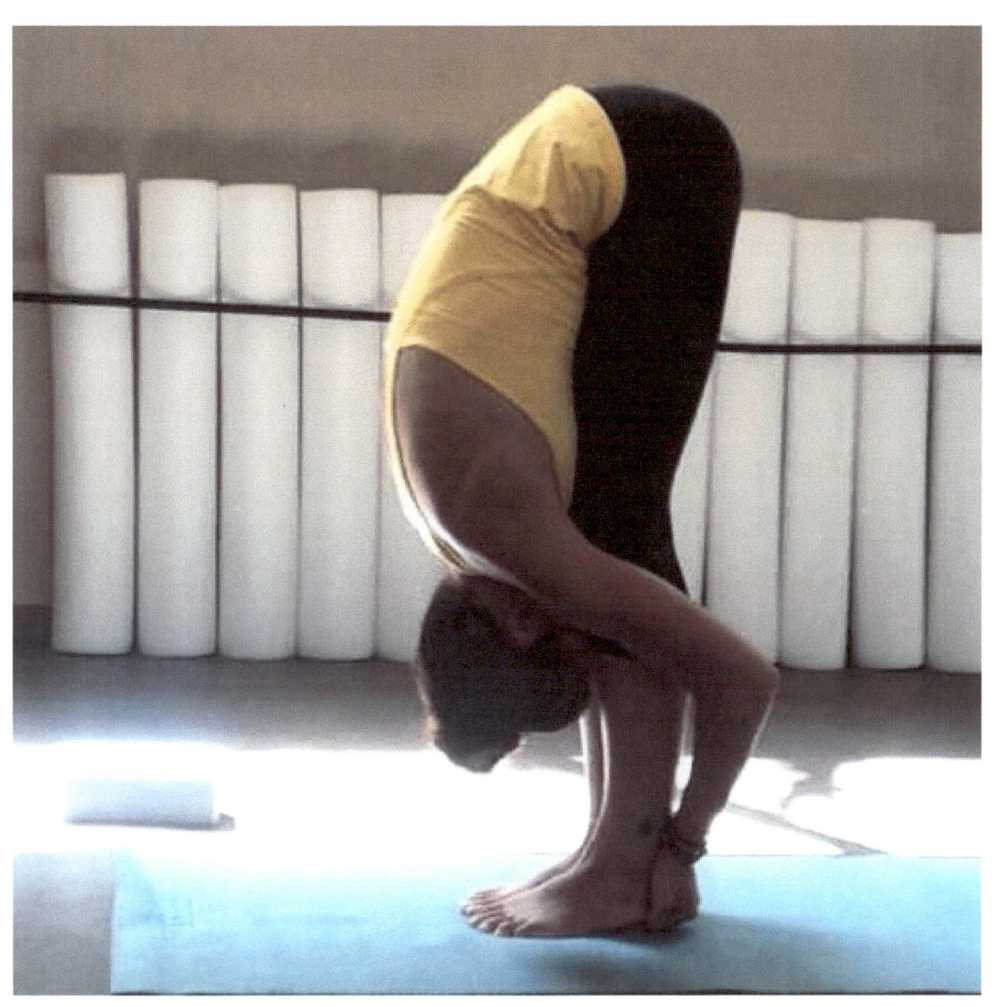

La importancia de los estiramientos

Cuando realizamos actividad deportiva que implique movimientos de mayor amplitud, sin una elasticidad adecuada somos más propensos a sufrir lesiones. Por tanto antes de realizar cualquier actividad, es Indispensable realizar un calentamiento previo que incluya ejercicios de Movilidad articular y estiramientos. Estos están contemplados entre 5 a 10 minutos Esto es especialmente recomendable si usted lleva una vida sedentaria o activa .Las personas día a día acumulan mucho stress son propensas a las malas posturas. Cuando realizamos alguna actividad física

Producimos micro roturas musculares, el trabajo de elasticidad te ayuda a la mejor recuperación. Siempre acompañada de una buena alimentación. Es importante recordar que cuando realizamos estiramientos no puede haber dolor. Es importante no realizar movimientos de empuje:

Los beneficios:

* Hace que los músculos sufran menos lesiones

* Mejoran la circulación venosa y linfática

* Previenen los calambres musculares o los alivian en caso de haberse producido

* Alivian el dolor producido por las contracturas musculares y previenen su reaparición

* Aumentan la movilidad articular

* Producen bienestar psicológico.

Como realizar un estiramiento.

Ante todo un estiramiento **NUNCA DEBE PRODUCIR DOLOR.**

Hemos de notar la tensión muscular quedándonos en el límite sin producir dolor. Mucha gente piensa que mientras mas esfuerzo el musculo es mejor pero no es así. Por eso todos los trabajos de estiramientos son pasivos no activos.

* **NO HAY QUE HACER REBOTES.** Una vez conseguida la tensión óptima mantenemos el estiramiento al menos 30 segundos a 1 minuto para cada músculo. Cuando notamos que cede esa tensión, aumentamos un poco más y volvemos a mantener la posición durante otros 15 segundos.

* El músculo debe estar lo más **RELAJADO** posible.

* Debemos acompañar el estiramiento con una respiración adecuada. Coger aire por la nariz y expulsarlo lentamente por la boca cuando estemos aumentando la tensión muscular.

ANTES DEL EJERCICIO

1.- Antes de realizar los ejercicios específicos de calentamiento o Estiramientos dedique 5 a 10 minutos a **caminar** a buen ritmo para ir activando el cuerpo en general. Puede realizar esta actividad en el campo o en el gimnasio, donde dispone de una cinta Andadora, bicicletas Estáticas etc. al terminar de calentar haremos los estiramientos.

Como comenzar a estirar.

Es importante comenzar con los músculos mas grandes, estos son: los hombros, el pecho, la espalda, las piernas , luego los tríceps, bíceps , gemelos..

2.- Podemos acabar también realizando 10 a 15 **respiraciones Diafragmáticas**: son las que se realizan con la parte media del abdomen, para que sirve tal respiración. Para mejorar el control durante el trabajo aeróbico y de relajación entre otros. Hinchamos el vientre cogiendo aire por la nariz y lo deshinchamos echándolo por la boca. Esto nos ayudará a realizar mejor nuestro entrenamiento. También es útil para las personas con una vida muy estresada esto les ayudara a tener una frecuencia cardiaca más tranquila. Consulte con su entrenador él le enseñara a realizarla. Recuerde sobre todo: **SALUD MENTAL**

La Frecuencia Cardiaca

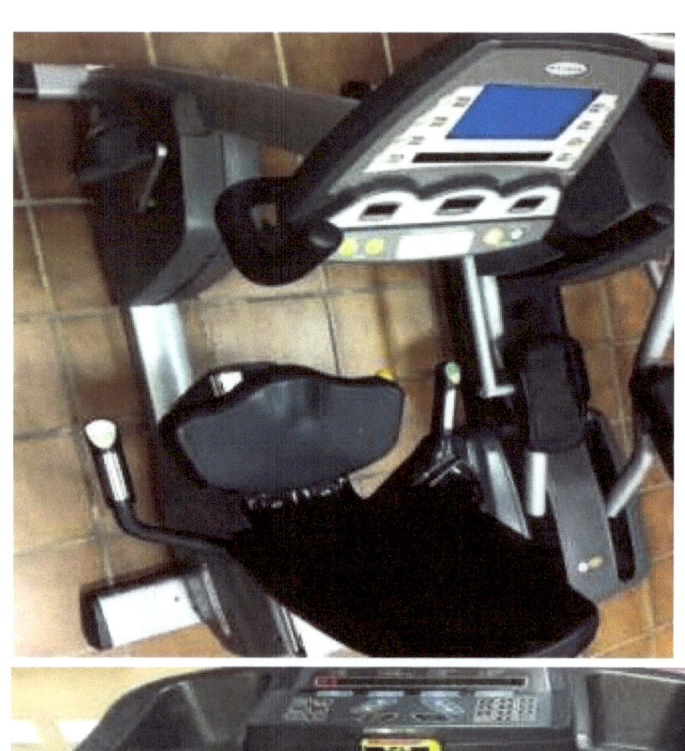

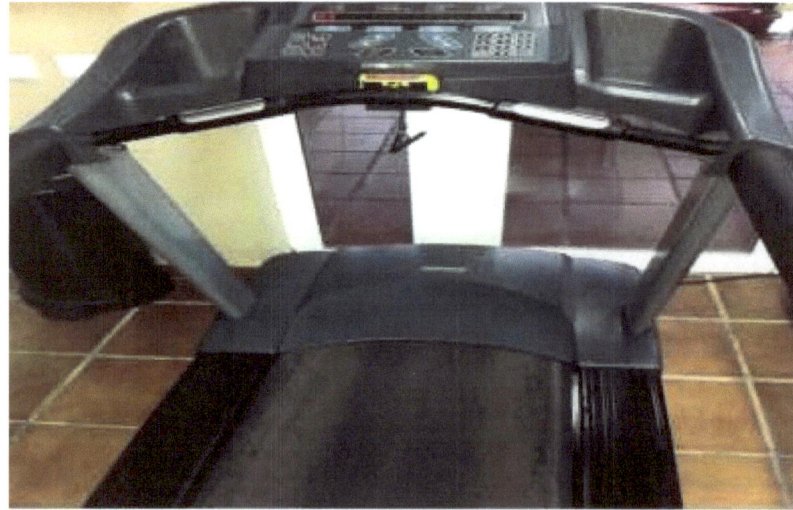

La Frecuencia Cardiaca

El corazón es la parte más importante del cuerpo. Con el ejercicio se fortalece (aumenta la fuerza) y pierde la Grasa que lo rodea. Por lo que cada latido es más potente y puede trasladar más sangre al resto del organismo. Conseguimos un corazón más fuerte y con menos grasa.

El deporte, mejora el corazón en todos los aspectos. El resultado del ejercicio cardio vascular hace que el corazón trabaje con menos esfuerzo. Esto ira bajando la Frecuencia cardiaca en reposo, si usted tiene una frecuencia recién levantado de 65 a 70 pulsaciones el trabajo aeróbico y el tiempo harán una mejora de 10 a 15 pulsaciones menos, el trabajo cardio es aquel que realizas de una manera cómoda pero continua. Andar a una velocidad entre 6.0 km a 7.0 siempre dependiendo la condición física de la persona, mucha gente me pregunta que importancia tiene mejorar la frecuencia en reposo es muy siempre , cuando realizamos un esfuerzo y nuestro corazón va mejorado la capacidad, significa que cuando trabajas cada vez va mas cómodo ejemplo. Usted trabaja a 145 pulsaciones cuando anda, el tiempo le hará mejorar esa frecuencia actual con lo cual su esfuerzo cardiaco será mucho mas cómodo esto hará que su frecuencia en reposo baje. El ejercicio aeróbico planificado disminuye la tensión arterial, por lo que todo el organismo sale beneficiado.

El ejercicio aeróbico soluciona este problema de 3 maneras. La primera disminuyendo la tensión arterial. La segunda reduciendo el porcentaje graso acumulado que repercute directamente en la tensión y la tercera preparando las venas y arterias para una mejor circulación del torrente sanguíneo. Cuando necesitemos una mayor aportación de oxigeno nuestros pulmones podrán llevar a cabo esa tarea sin toses y sin ahogamientos. Estudios han demostrado que una mayor y mejor oxigenación aumenta nuestra Frecuencia Cardiaca Máxima.

Para qué sirve la frecuencia cardiaca máxima? (FCmax), el ritmo cardiaco que tenemos que llevar según el trabajo que queremos hacer. Ejemplo: si tenemos una frecuencia cardiaca máxima de 190 y queremos trabajar en la zona aeróbica intermedia del 60% al 70% tendremos que ir a 115 y 130 pulsaciones por minuto. Disponemos de varias ecuaciones que nos permiten conocer la frecuencia cardiaca máxima (FCmax), sin tener que probarlo con un sobre esfuerzo máximo, desde las más sencillas en la que no necesitamos de ningún aparato hasta las más fiables que son necesarias pruebas de esfuerzo monitorizadas. Mucha gente piensa que mientras mas intenso es el entreno, mejoro mucho más. No es así, cuando trabajamos en condiciones físicas muy bajas de forma, nuestro corazón sufre mucho mas. Aparte producimos mas acido láctico, el acido láctico proviene de la descomposición de la glucosa cuando no hay oxigeno. Los síntomas son falta de energía o sea la fatiga general.

Formula general para calcular la FCmax

La formula general (**Fox y Haskell**) y la más usada, pero la menos fiable, es la que dice que solo tenemos que restar a la cifra fija de 220 nuestra edad en años, ejemplo: 220 – 30 años = a una frecuencia cardiaca máxima de 190. Esta fórmula tiene varios inconvenientes considerables, primera que no tiene en cuenta el punto de partida, no es lo mismo tener 70 pulsaciones en reposo que 50 a la hora de ver las pulsaciones ideales de trabajo. Influye mucho el rendimiento físico. Otra es el género, la mujer, por término medio, tiene las pulsaciones más altas que los hombres por lo cual sus pulsaciones para un trabajo dado deberían ser ligeramente superiores que en los hombres.

Aun así se puede decir que funciona con algunas matizaciones, las mujeres deberían restar a su edad una cifra que ronde los 225/228 y según la actividad que realicemos deberíamos sumar entre 10 y 20 pulsaciones a la cifra de trabajo. Por ejemplo: En el caso anterior 220-30=190 al 60% = 114 le sumamos 15 = 129 En el caso anterior 220-30=190 al 90% = 171 le sumamos 15 = 186 Cualquiera que haya realizado actividad deportiva sabe que este segundo cálculo se acerca más al trabajo real.

Aun así disponemos de más formulas:

> **Otras formulas para calcular la frecuencia cardiaca máxima FCmax**
>
> **FCmax = 205.8 –   (0.685 * edad en años)**
> **FCmax = 206.3 –   (0.771 * edad en años)**
> **FCmax = 217 –   (0.85 * edad en años)**
> **FCmax = 208 –   (0.7 * edad en años)**
>
> El conocimiento de la frecuencia cardiaca máxima es útil para luego conocer los rangos de pulsaciones a las que tenemos que trabajar según la intensidad del ejercicio.

Calculo directo de la frecuencia cardiaca máxima

Realiza un buen calentamiento, unos minutos de trabajo de estiramientos y luego un sprint, es decir una carrera a tu máxima velocidad de unos dos minutos y medio a tres minutos. Tomate las pulsaciones durante seis segundos al finalizar el test, espera unos cinco segundo y vuelve a tomar las pulsaciones. Esta es la forma más directa y sencilla de conocer las pulsaciones máximas. Pero no es para nada recomendable para personas con poca o escasa forma física. Si este es tu caso prueba en hacer un sprint de treinta o cuarenta segundos.

Ya que terminaremos con pulsaciones muy altas, al contarlas en solo seis segundos tendremos un margen de error muy grande, pero si las tomamos en quince segundos, ese tiempo será suficiente para que el organismo empiece a recuperarse y no será un valor tampoco exacto. El uso de un pulsometros nos facilitaría mucho la cuestión. Para que sirven los pulsometros son como un seguro para saber como realmente esta trabajando tu corazón. Nos ayudan a saber cuando estamos trabajando de mas el nos indica esto. Es necesario tener uno, yo pienso que si. Más si usted es una persona que realiza actividad física diaria y quiere saber si realmente esta haciendo lo correcto o no. Es fundamental acudir a un profesional el sabrá como indicarte cómo calcular o mejorar tu trabajo, recuerda lo más importante es tu salud.

Recuerda tu corazón: **Tu seguro de vida**

Beneficios del Tenis

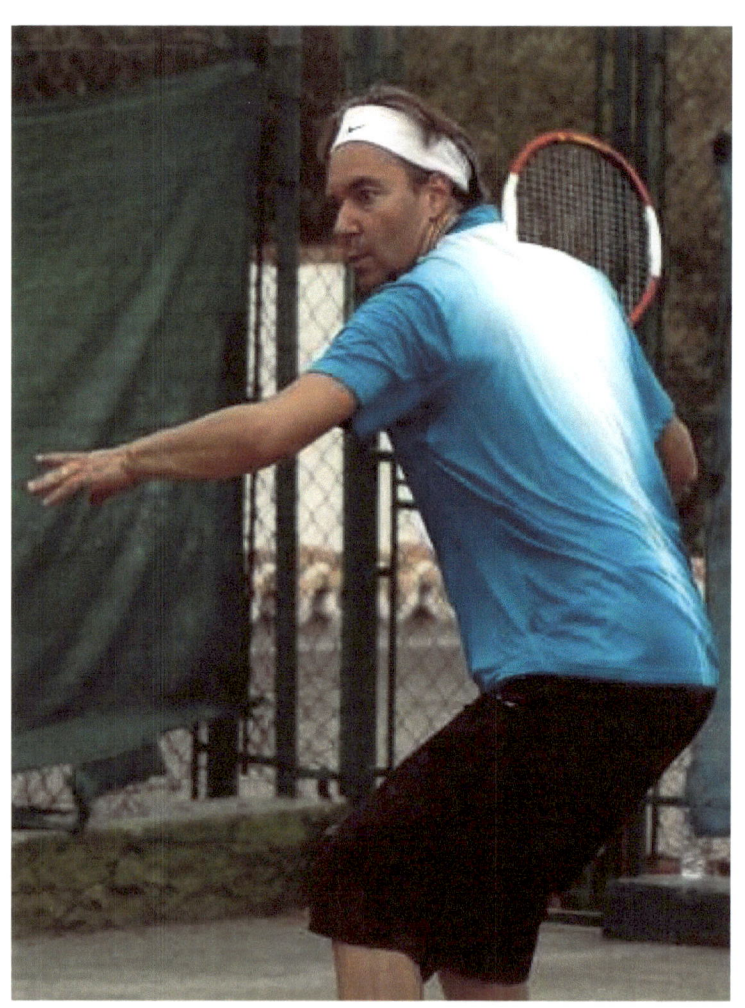

Introducción

Como el pádel, el tenis es un deporte muy popular. Requiere de una exigencia mayor a nivel físico. Las exigencias del tenis afectan en las extremidades superiores e inferiores. El estrés repetitivo y las secuencias de carga crean desequilibrios musculares específicos del deporte que requieren tratamientos preventivos. El objetivo es brindar una visión general sobre las lesiones más frecuentes en el tenis, la idea es ayudar a prevenir las lesiones más comunes. La práctica de ejercicios puntuales y la prevención de lesiones en los jugadores. Diversos estudios y perfiles musculo-esqueléticos descriptivos a los que se hace referencia , alteraciones o cambios en la fuerza muscular o en el equilibrio de la fuerza , Estos desequilibrios musculares y estudios que identifican los grupos de músculos específicos que se relacionan con la alteración del rendimiento general del jugador. Hay una parte muy importante, el trabajo de resistencia cardio vascular

Lesiones relacionadas con el juego del tenis. El hombro, el codo la espalda y la rodilla. La mayoría de las lesiones en el tenis pueden definirse como lesiones por sobreuso que derivan de los micros traumas, los síntomas son indicativo importante de las áreas a las que se debería apuntar en un entrenamiento preventivo para la fuerza y acondicionamiento general.

Las zonas del tren inferior del cuerpo que se lesionan con más frecuencia, parte inferior de la pierna son el tobillo y el muslo (parte superior de la pierna), siendo los esguinces de tobillo y las contracturas de los músculos del muslo (los isquiotibiales cuádriceps y aductores por sobrecarga y falta de elasticidad) Las lesiones de las extremidades superiores se hallaron con más frecuencia en las regiones del codo y el hombro, siendo las lesiones de tendón del hombro y el codo de tenista las principales lesiones para las que se presentaran las intervenciones de ejercicios preventivos específicos del tenis son el hombro el codo la parte inferior de la espalda.

Región Inferior de la Espalda

Los movimientos necesarios para el tenis incluyen flexión, extensión, flexión lateral y rotación de la columna vertebral, que en general tiene un factor de riesgo que puede provocar dolor en la parte inferior de la espalda. Uno de los movimientos que pueden tensionar particularmente la columna vertebral en el jugador es la combinación de movimientos de extensión, flexión lateral y rotación que son inherentes a la fase de preparación del saque durante el saque de tenis.

BENEFICIOS FISICO

Capacidad aeróbica quemando grasa y mejorando tu capacidad cardiovascular, dándote mayor energía .Trabajo medio intenso a nivel cardiaco.

Capacidad anaeróbica. Trabajo cardiaco intensidad media alta. Ofreciendo periodos cortos de alta intensidad durante los puntos seguidos por periodos de descanso. Siempre con bases de entrenamientos. Poder muscular, forzándote a reaccionar rápido, para llegar a las bolas, trabajo de fuerza y elasticidad Velocidad a base de carreras cortas a toda velocidad en todas las direcciones, fuerza explosiva. Fuerza de piernas por medio de cientos de arranques y frenadas, fuerza muscular

BENEFICIOS PSICOLOGICOS

Es una actividad que te ayuda a tus retos.

Es una terapia anti stress

Ser más social

Mejora tu estado general físico.

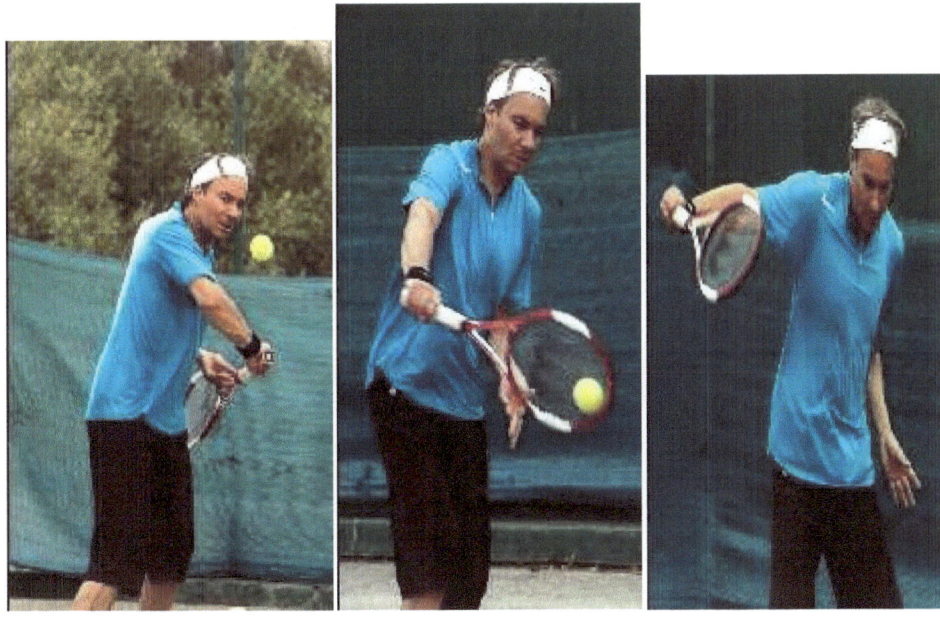

SECUENCIA 1 SECUENCIA 2 SECUENCIA 3

Como vamos a analizar.

Vemos la secuencia en movimiento aplicada al tenis, esto tiene una gran importancia a la hora de realizarlo, como podéis ver se realiza un movimiento de gran amplitud. Siempre cuidando la trayectoria del mismo, muchos jugadores no dan importancia al trabajo que realiza el cuerpo, hay un gran stress en la realización del mismo.

Veamos siguientes factores:

1. Técnica, fundamental

2. Flexibilidad. Muy importante

3. Fuerza explosiva

4 .Limpieza de movimiento

5 .Rapidez

6 .Stress articular etc.

Es importante tener en cuenta todos estos factores, muchas de las lesiones causadas en el tenis. Se deben a falta de:

1. elasticidad

2. falta de técnica

3. fuerza general del tronco

4. trabajo cardio vascular

5. fuerza de piernas

Es importante realizar correcciones en vuestros movimientos, especialmente del hombro y el codo, un jugador debe tener un trabajo físico que le permita conseguir sus metas.

Antes de jugar.

Un calentamiento previo 10 a 15 minutos, trabajo aeróbico suave.

Trabajo de estiramientos parciales 15 a 30 segundos.

Calzado apropiado.

Raqueta apropiada

Hidratarse

<u>Fin del juego</u>.

Estiramientos totales. 1 a 2 minutos por musculo.

Lo fundamental es saber que todo deporte requiere la ayuda de profesionales. Ellos sabrán indicarte lo mejor para ti.

Beneficios del Golf

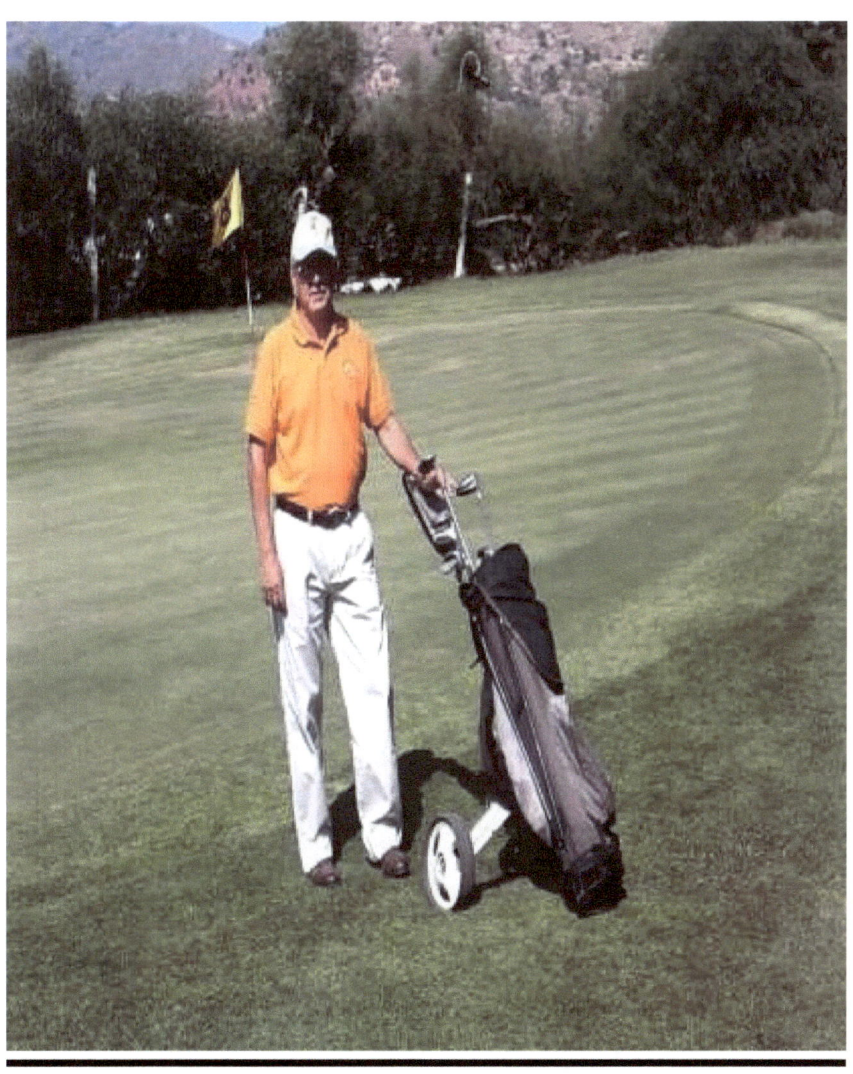

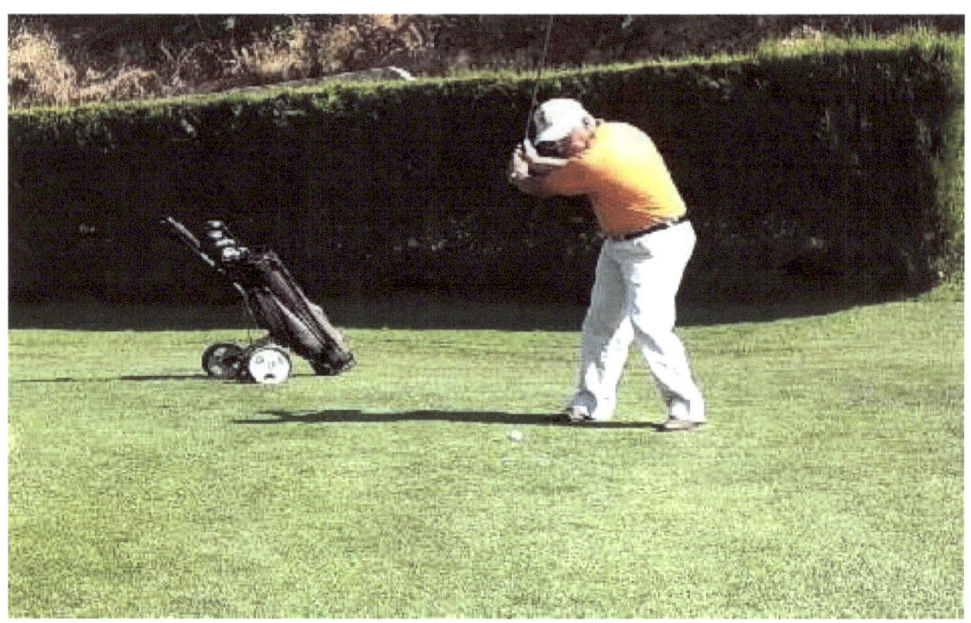

Beneficios del Golf.

Como cualquier otro deporte, el **Golf** requiere un buen entrenamiento. Antiguamente se pensaba que el golf era para personas sedentarias y con poca forma física actualmente eso a cambiado completamente Por lo tanto, existen muchos ejercicios específicamente orientados al golf, que usted podría comenzar a hacer para mejorar su juego. Estos ejercicios son mucho más fáciles y efectivos que muchos otros que se realizan en gimnasios o canchas de golf, y de hecho lo mejor de todo, es que los puede hacer en su propio hogar. Una de las bases fundamentales es la elasticidad. Tenemos que pensar el trabajo de esfuerzo de la parte media baja de la espalda.

Mejorando la flexibilidad

La flexibilidad general es esencial para un *swing* efectivo. Una manera es realizar clases de Pilates, el Pilates te permite trabajar la flexibilidad la fuerza, el equilibrio etc. otra manera para ayudarle a mejorar la fuerza, equilibrio, flexibilidad general, deberá ser precalentando y estirándose diariamente. El estiramiento diario son parte fundamental de un buen trabajo sólo toma cerca de 10 a 15 minutos, y otros efectos beneficiosos incluyen la reducción en el estrés, menor riesgo de sufrir lesiones. Cualquiera sea la rutina de estiramiento que elija, simplemente debe asegurarse de realizarla cada día hasta que acabe logrando la flexibilidad que desea. Consulte con su entrenador como realizar su trabajo.

Trabajando los abdominales ¿Sabía que la mejor manera de evitar los problemas de espalda, además de evitar levantar cosas muy pesadas, es mediante el desarrollo y fortaleciendo de los músculos abdominales dorsales y lumbares? no significa que por tener la espalda muy musculada no haya riesgos de lesiones para eso es importante la flexibilidad. Los problemas de espalda son algo muy habitual en los golfistas. Pero si realizas 2 a 3 días de entreno por semana evitaras tus problemas habituales de espalda. realiza ejercicios controlados es muy importante cuando realices tus abdominales la espalda completamente apoyada es fundamental nunca tirar del cuello es importante hacer movimientos pausados y controlados. Consulta con tu entrenador y él te ayudará a realizar tu entrenamiento adecuadamente

El remo complemento para el Golf

El golf requiere fuerza, flexibilidad, resistencia y potencia. El Remo te ayuda en algunos de estos objetivos, lo que lo convierte en una opción de entrenamiento fantástica para los golfistas. El remo te ayuda a trabajar músculos de las piernas de los brazos abdominales y espalda realiza movimientos controlados y muy técnicos. Añade algo de trabajo específico de fuerza y estarás de camino a un juego de golf más saludable.

El Entrenamiento

Objetivo del Entrenamiento

Ganar fuerza y mejorar el swing en el golf con ejercicios de remo que se centran en cinco áreas que comparten el remo y el golf: secuencia, ritmo, fuerza troncal, vigor y visualización.

Detalles del Entrenamiento

Céntrate en un ejercicio diferente en cada sesión y realiza el ejercicio durante 30 minutos o menos. Ejercicio para swing de Golf: El swing en el golf tiene una secuencia específica de movimientos. En el back swing, mueve el cuerpo superior, después el cuerpo inferior. En el Down swing, primero se mueven las piernas seguidas por el torso, después los brazos.

Ejercicio para la Fuerza del tren superior

En el swing de golf, la potencia viene de tus músculos del tronco. La velocidad viene de tus músculos: brazos, caderas y manos. Estos elementos combinados te dan la distancia. Cualquiera que juega al golf sabe que todo el mundo trata de llegar más lejos en distancia, concéntrate en tus músculos del tronco para dar potencia.

Ejercicio para Visualización

El golf requiere que conviertas todo el movimiento de tu cuerpo en un uno solo. Esto sólo puede hacerse visualizándote a ti mismo haciendo el swing perfecto y siendo consciente de esa sensación. Tienes que tener la capacidad de confiar y dejarlo ir y creer que puedes realizar ese movimiento de forma tan natural como andar. A menudo, los jugadores de golf **amateur limitan su potencia** por falta de **fuerza**. Muchos le falta: la flexibilidad, balanceo, resistencia fuerza o potencia para mover el palo de manera más efectiva. Mejorar tu fuerza para el golf supone una combinación de ejercicios variados que mejorarán la acomodación de tu cuerpo al swing.

Un programa exitoso de entrenamiento para golf es el ejercicio cardiovascular, que ayuda a mejorar la resistencia y aumentar la energía necesaria para una larga ronda de golf. Para mejorar su condición cardiovascular, realice 30 a 40 minutos de ejercicios como caminar, montar bicicleta, nadar, de tres a cinco días a la semana. Es importante realizar un calentamiento previo y luego buscar un ritmo de trabajo cómodo, esto es, trabajar la frecuencia cardiaca entre un 65% a un 75% y luego al final hacer una recuperación de bajada de frecuencia cardiaca. Imaginar, calentamos a 5km durante 5min. Y al terminar realizar lo mismo .El componente final de una rutina exitosa será el entrenamiento de la flexibilidad. Ser flexible, especialmente en los hombros, el torso, la espalda baja y los isquiotibiales, le permitirá tener un swing de golf más fluido y potente. Siempre caliente antes de estirar y nunca debe estirar un músculo frío. El éxito en el campo de golf tiene mucho que ver con la práctica, pero si se agrega la fuerza, cardiovascular y entrenamiento de la flexibilidad, no sólo va a ver mejoras en su calificación de golf, también mejorará su salud. Para obtener más consejos sobre un programa de golf acondicionado, busque la ayuda de un entrenador personal cualificado. Recuerde primero es su **Salud.**

El Pilates

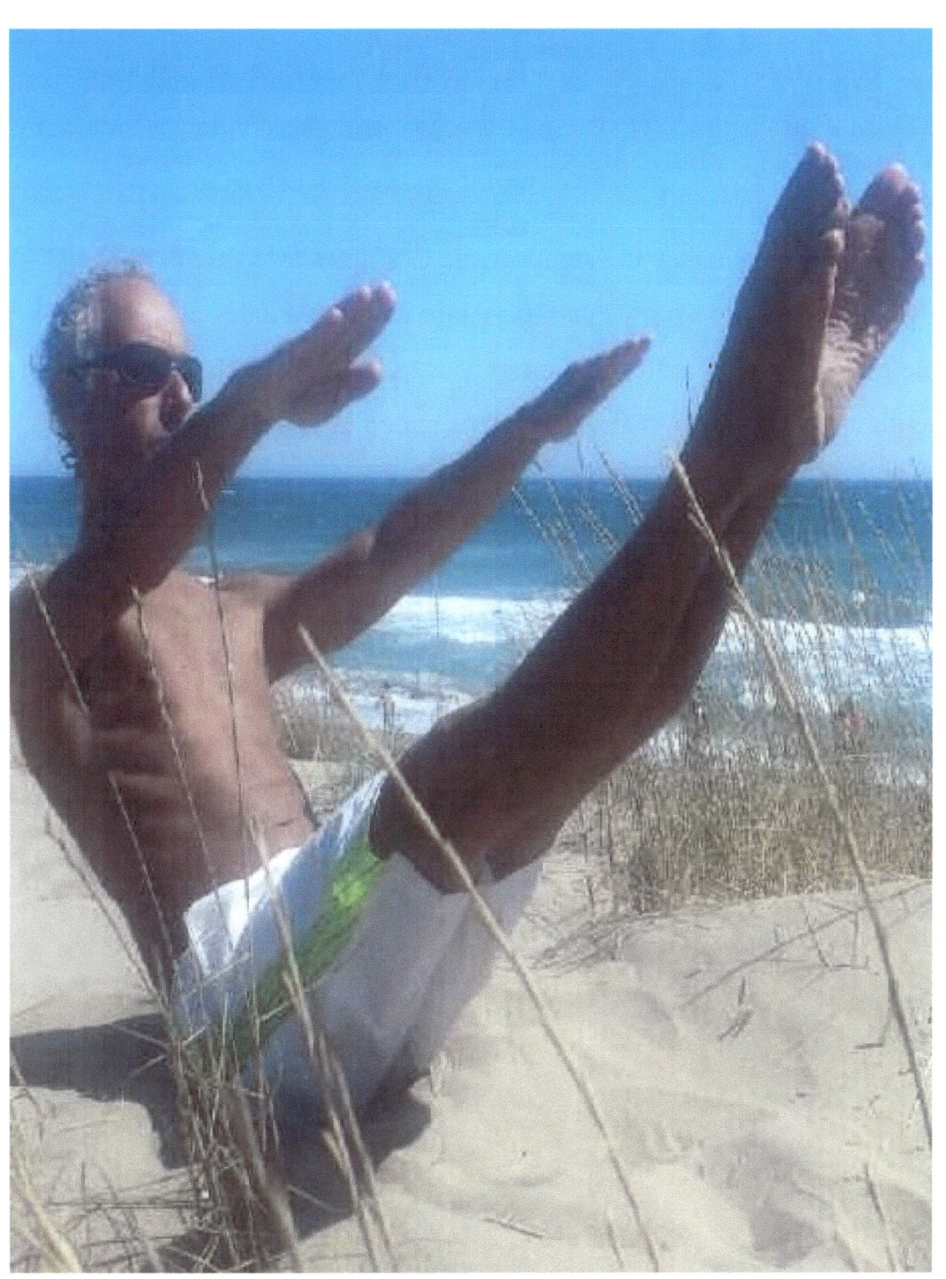

EL PILATES

El Pilates revoluciono el panorama del fitness y la rehabilitación.

Alcanzar la armonía, el control entre el cuerpo y la mente, atreves de el se mejora la flexibilidad y la postura. Fortaleciendo el sistema musculo articular, con la practica del Pilates se pueden prevenir diferentes tipos de descompensaciones físicas.

Desde una contractura, una escoliosis o la osteoporosis. El Pilates lo puede practicar cualquier persona sin diferencia de sexo y edad, para ello tenemos Pilates en el suelo (MAT) o estudio de Pilates con diferentes maquinas, por todos los beneficios que aporta a la salud. Recomendamos la práctica, para que experimenten la diferencia.

La Obesidad y la Salud

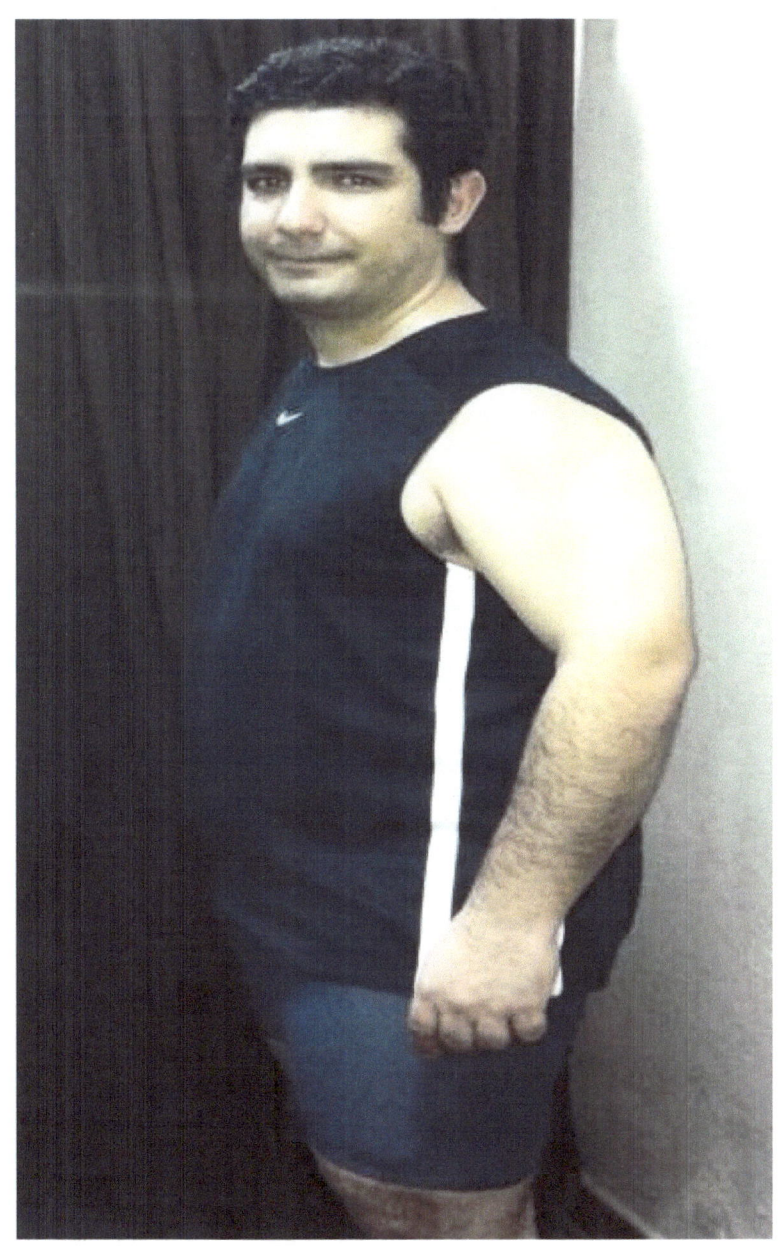

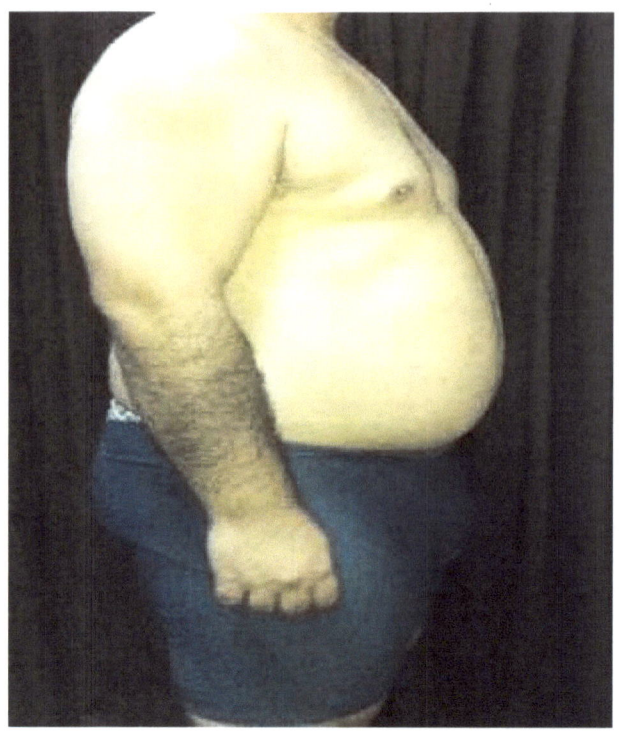

Obesidad y Salud

Para bajar peso es necesario una alimentación que garantice una pérdida a largo plazo y de forma progresiva, teniendo en cuenta todos los factores implicados: grado de sobrepeso, tipo de alimentación, nivel de actividad física, motivación etc. No olvide que perder peso es, por encima de todo una cuestión de salud. Muchas personas piensan que es imposible perder peso es fundamental constancia y disciplina tenéis que pensar que con años nuestro sistema hormonal y metabólico cambia, muchas personas me comentan de querer tener un peso de hace 15 años atrás. Cuando realizamos actividad física regular y buenos hábitos alimentarios nuestro cuerpo va cambiando poco a poco. Lo importante es no estar preocupado por el peso lo que más importa es el volumen en relación al peso. El ejercicio físico te ayuda a sentirte mejor la mayoría de las personas solo les preocupa perder peso, pero no es lo mas importante cuando perdemos peso demasiado rápido perdemos una cantidad de proteína muscular, Por eso mucha gente pierde peso y luego se nota mucho mas flácida luego nuestro organismo hace un efecto rebote y volvemos a coger peso. Por eso es importante ir poco a poco.

Valoremos estos puntos:

¿Qué plazo es el adecuado? Una pérdida excesivamente rápida no es sana ni realista. La obesidad **es un problema de salud**. Es una enfermedad en sí misma causante a su vez de numerosas complicaciones: hipertensión, diabetes, colesterol, problemas cardiacos, problemas articulares etc. cuando ganamos más peso de lo normal nuestras articulaciones tienen que soportar 10 veces más presión a nivel general, es importante tomar atención a esto, usted puede padecer todos estos problemas, siempre se habla que la obesidad no es un problema estético es una cuestión de salud. Lo peor es justamente lo que no se ve. Las calorías en exceso y la grasa que comemos se convierten en grasa corporal.

La Alimentación equilibrada debe tener un contenido bajo en grasas. Incremente su actividad física. Muévase y evite el sedentarismo. Tenemos que aprender a disfrutar del ejercicio para poder crear una continuidad, lo más importante es empezar a movernos.

Consejos para una buena alimentación

Elija alimentos con poca grasa. Reduzca en consumo de azúcar. Reparta su alimentación en 5 comidas al día: desayuno, media mañana, comida, merienda y cena. Repartir la comida ayuda a activar su metabolismo es el que le ayudara a quemar calorías.

Evite las comidas abundantes.

No coma entre comidas.

Coma sentado, despacio y mastique muy bien los alimentos.

Entre bocado y bocado deje los cubiertos sobre la mesa.

Coma en un lugar concreto, no coma caminando, en lugares improvisados o de paso.

Disminuya el consumo de carnes rojas y aumente el de pescados, pollo, conejo etc. Se pueden comer carnes rojas, se recomienda una vez a la semana, lo que ocurre en relación a las carnes rojas el índice de grasa es mas alto que las blancas.

*Consuma verduras y hortalizas en abundancia. *

*Tome de 2 a 3 piezas de fruta al día. Evite aquellas con abundante contenido en azúcar: plátano, uvas, higos, cerezas, nísperos, chirimoyas... no significa que nunca pueda tomarlos. Beba abundante agua, entre 2 y 3 litros al día. *

Limite el consumo de alimentos fritos o cocinados con excesiva grasa.

Tenga a mano tentempiés más saludables: verduras, lácteos desnatados, frutas .tortitas de arroz o de avena. Todo esto le ayuda a mejorar sus hábitos alimentarios.

Actividades en relación a mejoras físicas para personas con problemas de peso. La idea de trabajar con estas maquinas es intentar que no haya impacto, recuerde el exceso de peso perjudica las articulaciones estas son algunas recomendadas, bicicleta estática. Cinta de andar Elíptica, Andar en la calle o playa. Porque no hablamos de aeróbic correr step musculación Etc. son actividades no recomendadas cuando tenemos demasiado peso. Porque la idea de perder peso aparte de una alimentación equilibrada es trabajar la fc. Entre 65% a 70% esta es la única manera de quemar calorías. La idea está en trabajar siempre al mismo ritmo continuo sin que haya variaciones como pueden ser el terreno o inclinación. Es saludable pasear por la playa siempre que el terreno no tenga desniveles.

Ejemplo. Caminamos a un ritmo de 6 a 7,5 kilómetros por hora siempre igual esto hará que la frecuencia cardiaca y temperatura corporal, hagan que el sistema metabólico comience a quemar calorías. Hable con su instructor, él le ayudara.

Maquinas recomendadas para personas con sobre peso de mas

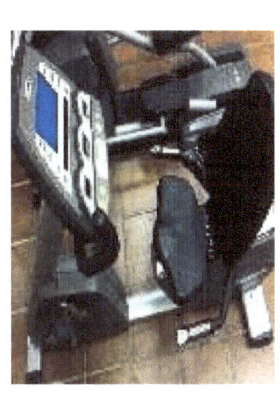 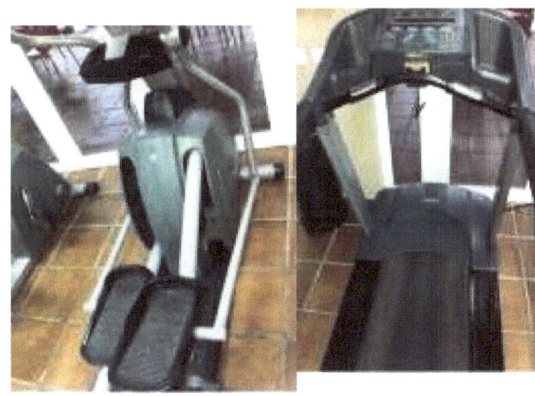

Comodidad   **Bajo Impacto**   **Andar Suave**

Clasificación de acuerdo al exceso de peso corporal

En función de la grasa corporal podríamos definir como sujetos obesos a aquellos que presentan porcentajes de grasa corporal por encima de los valores considerados normales siempre teniendo en cuenta su factor de vida y factores genéticos.

17 a 18,4	* Peso bajo. *
18,5 a 24,9	* Peso adecuado. *
25 a 29,9	* Sobrepeso. *
30 a 34,9	* Obesidad. Grado 1 *
35 a 39,9	* Obesidad pre mórbida grado 2 *
40 a 45	* Obesidad mórbida grado 3 *

Recuerde. **Hágalo por su salud**.

Prevención Deportiva

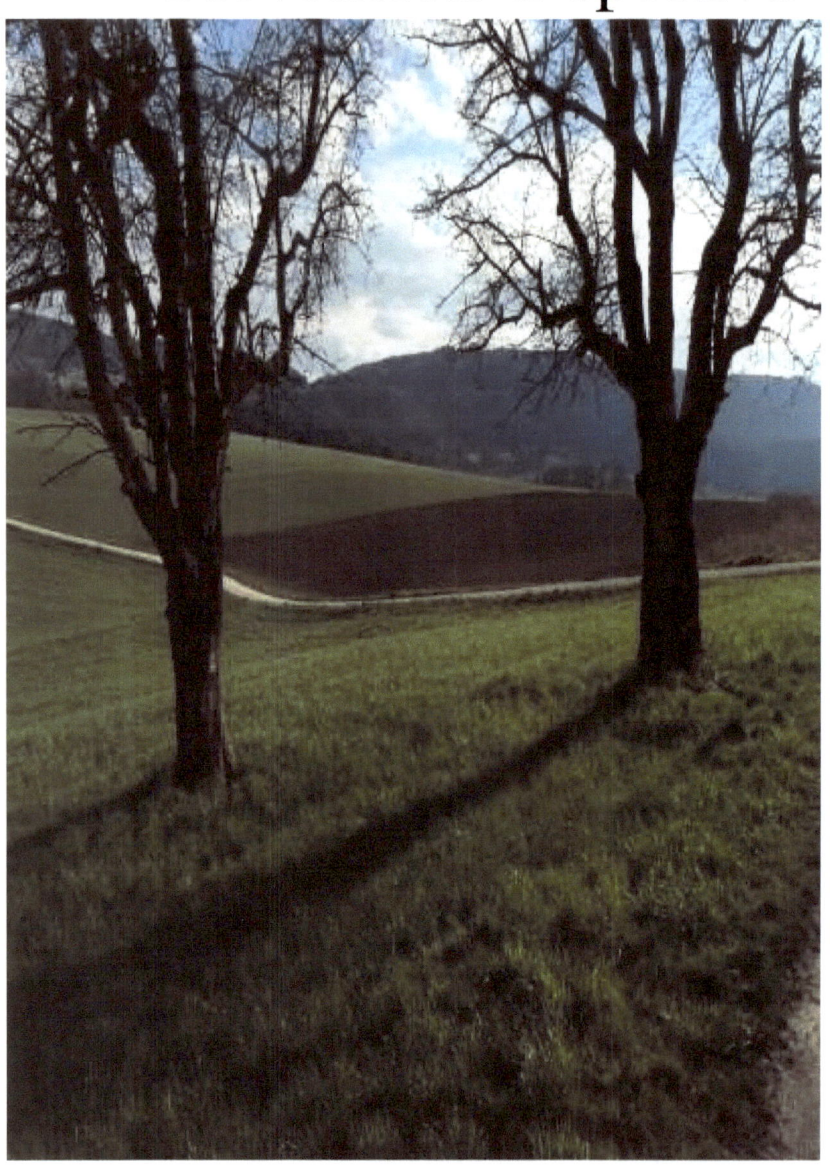

Prevención Deportiva

La práctica deportiva actual es un fenómeno a nivel mundial, siempre con los factores de riesgo a lesionarnos en cualquier momento. Esto también incluye la vida de las personas sometidas al stress. Una vida sedentaria poco activa. Con lo cual somos propensos a sufrir lesiones por falta de tiempo para nosotros. Por lo general las necesidades de cubrir todas las actividades que realizamos cada día, hay más controversia de la actividad que realizamos a nivel deportivo como consecuencia se quiere mejorar antes de lo recomendado y los factores de riesgo de lesiones son mucho mayor. Las personas quieren en un plazo muy corto crear mejoras y lo que ocurre creamos mayores lesiones físicas, es importante cuando tenemos algunos de estos síntomas acudir a el profesional cualificado. El es el mejor para evaluar lo que le pasa muchas personas piensan que cuando tienen un síntoma de molestia o dolor son iguales todos. Yo digo a las personas que cada una somos de una manera diferente, y que todas las patologías no son iguales, por eso en diferentes síntomas no debemos seguir los consejos de personas. Que creen que tienen los mismos síntomas.

FACTORES DE RIESGO:

Baja forma física

Uso de calzado inadecuado para la actividad física a realizar

* Reciente incorporación a la actividad física, y querer trabajar a niveles de condición física no recomendada.

Obesidad, exceso de peso

*Osteoporosis. Problemas de huesos esto en algunos casos.

*El estrés y la fatiga, la falta de sueño, cuando realizamos actividad física y el cuerpo esta muy cansado, no es recomendado

La constitución morfológica y antropométrica.

* Mala alimentación. Alimentación no equilibrada*

La actividad practicada demasiado fuertes y no estar preparado.

*Falta de elasticidad o sea no realizar ejercicios de estiramientos nunca. Y realizar movimientos muy bruscos.

Haremos una descripción de la lesiones más comunes de los deportes que se realizan actualmente espero que esto le sirva para que su actividad deportiva sea mucho más amena y con menos riesgos. Es fundamental cuando tenemos estos síntomas acudir a un especialista el es la persona que realmente te puede ayudar. Es importante entender que esto es una guía para que aprendas a entender cómo prevenir tus lesiones deportivas.

Posibles Síntomas

Dolor Ciático

Puede estar producido por compresión del nervio ciático por el músculo piriforme (piramidal) Síntomas y signos: Un dolor punzante quemante o con entumecimiento nace en la nalga, pero se puede irradiar siguiendo el trayecto del nervio ciático hacia abajo por toda la cara posterior del muslo y la tibia y por la cara anterior de la tibia.

Tratamiento. El Paciente debe dejar de correr montar en bicicleta o realizar cualquier actividad que produzca el dolor. Evite movimientos bruscos no recomiendo los masajes, hasta que baje la inflamación guardar reposo.

ESGUINCE LUMBAR

Esto se produce con frecuencia en los deportes que requieren empujar o traccionar contra resistencia elevada (p ej. levantamiento de pesas o un giro brusco de la espalda) muchas veces las personas cogemos pesos de manera incorrecta. Los factores de riesgo incluyen una lordosis lumbar acentuada una pelvis inclinada hacia adelante unos músculos paravertebrales débiles.

Síntomas, signos y diagnóstico

Durante el giro, al empujar o al traccionar el Paciente experimenta dolor lumbar brusco. Al principio es importante localizar el problema siempre que hay síntomas de molestias o dolor la persona prefiere permanecer en posición fetal. Con las rodillas flexionadas y la columna lumbar arqueada (es decir el tronco flexionado). En la exploración física puede existir dolor localizado o espasmo e hipersensibilidad difusa en la región lumbar. Agravados por cualquier movimiento especialmente por la flexión hacia adelante. El dolor localizado en la columna lumbar asociado con aumento importante del mismo en extensión.

Tratamiento: El Paciente debe tratarse mediante reposo, hielo y compresión lo más pronto posible (la elevación no es posible en lesiones del tronco). Una vez que comienza la recuperación es recomendada ejercicios de fortalecimiento de los músculos abdominales y de estiramiento y fortalecimiento de los músculos paravertebrales para recuperar la flexibilidad. La lordosis lumbar aumenta la tensión sobre los músculos y ligamentos que estabilizan la columna. El grado viene determinado por la inclinación de la pelvis. Los ejercicios que producen inclinación hacia atrás de la parte superior de la pelvis reducen la lordosis lumbar. Siempre dependiendo del Grado de la misma, los músculos rectos del abdomen por medio de ejercicios contra resistencia y los músculos isquiotibiales y cuádriceps mediante ejercicios de estiramiento.

Lesiones del hombro

Tendinitis supra espinoso. Es una inflamación del tendón del músculo encargado de la elevación y rotación externa

Síntomas y diagnóstico. Dolor manifiesto al coger cargas

Recomendaciones. Evite todo movimiento que obligue a mover el brazo en continuidad. Recomendación: acuda a su especialista.

Lesiones del codo

Epicondílitis. Esto es causado por una mala técnica realizada o movimiento en el caso del tenis o pádel por un defectuoso revés al no disponer correctamente de la técnica.

Síntomas y diagnóstico. Dolor y sensibilidad dolorosa a la palpación debilidad de muñeca que limita ciertos gestos cotidianos dolor del epicondilo en el movimiento de extensión de la mano contra la resistencia la misma.

Lesiones espalda.

Lumbalgias.

Síntomas y diagnósticos. Sobreviene como consecuencia de esfuerzo bruscos con repercusión lumbar ya sea por situar la espalda en posición incorrecta ante la elevación de un peso o la ejecución de un mal movimiento cuya falta de una musculatura fortalecida y falta de elasticidad. Dolor en la realización de movimientos de implicación lumbar zona dolorida es recomendable guardar reposo y acudir a su especialista

Lesiones de la rodilla.

Lesiones ligamentos de la rodilla, son aquellas alteraciones desde la distensión, está la rotura de los elementos de sujeción articulares como consecuencia generalmente de un traumatismo externo. Muchas veces ocurre por movimientos de sobrecarga del mismo. **Síntomas y diagnósticos**. Dolor inestabilidad en el movimiento funcionar. Musculatura de piernas débiles, que son los soportes de las rodillas falta de elasticidad etc. Estos elementos de sujeción son el ligamento lateral interno el externo y los ligamentos cruzados. Sobrevienen por traumatismos directos en la cara externa o interna de la misma por movimientos de hiperflexion o hiperextensión o por movimientos de torsión de la rodilla sin contacto. Esto es un giro incorrecto o mal apoyo.

Recomendaciones. Se recomienda ante cualquier de estos síntomas parar la actividad guardar reposo y ser visto por tu especialista. Muchas personas teniendo estos síntomas siguen teniendo una vida normal, pero es recomendable que te trate porque los daños pueden ser mucho más graves.

Recuerde: **Salud deportiva calidad de vida**.

www.ingramcontent.com/pod-product-compliance
Lightning Source LLC
Chambersburg PA
CBHW050739180526
45159CB00003B/1285